Dr. Eleonore Hohenberger

Heilkräftige Pflanzen

Anbau im eigenen Garten
Anwendung und Wirkung

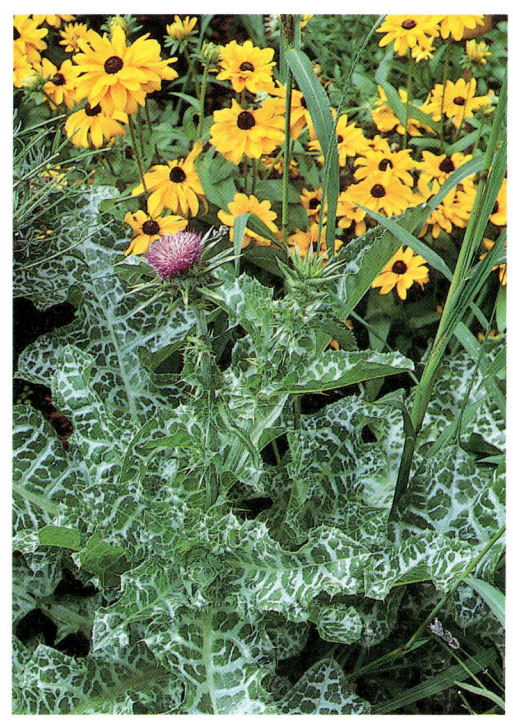

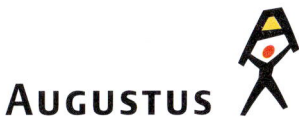

AUGUSTUS

Die Autorin:
Dr. Eleonore Hohenberger ist ausgewiesene Heil- und
Gewürzpflanzenexpertin. Sie wurde durch zahlreiche
Publikationen, Vorträge und Radiosendungen bekannt.

Abbildung Seite 1: Mariendistel
Abbildung Seite 3: Beifuß

Die Deutsche Bibliothek - CIP-Einheitsaufnahme

Hohenberger, Eleonore:
Heilkräftige Pflanzen, Anbau im eigenen Garten, Anwendung
und Wirkung / Eleonore Hohenberger. - Augsburg :
Augustus Verl., 1999
   ISBN 3-8043-7122-1

Die Schreibweise in diesem Buch richtet sich nach den
Regeln der neuen deutschen Rechtschreibung.

Augustus Verlag
© 1999 Weltbild Ratgeber Verlage GmbH & Co. KG
Alle Rechte vorbehalten
Umschlaggestaltung: Vera Faßbender, Augustus Verlag
Umschlagfoto(s): Floraprint International Est./Bolzern
(Vorderseite groß); Redeleit (Vorderseite klein, Rückseite)
Fotos: Dr. E. Hohenberger
Layout + Satz: Gesetzt aus der The Mix Light 9/12 Punkt,
von Uhl + Massopust, Aalen
Reproduktion: Uhl + Massopust, Aalen
Druck und Bindung: Andersen Nexö, Leipzig
Gedruckt auf chlorfrei gebleichtem Papier
Printed in Germany

ISBN 3-8043-7122-1

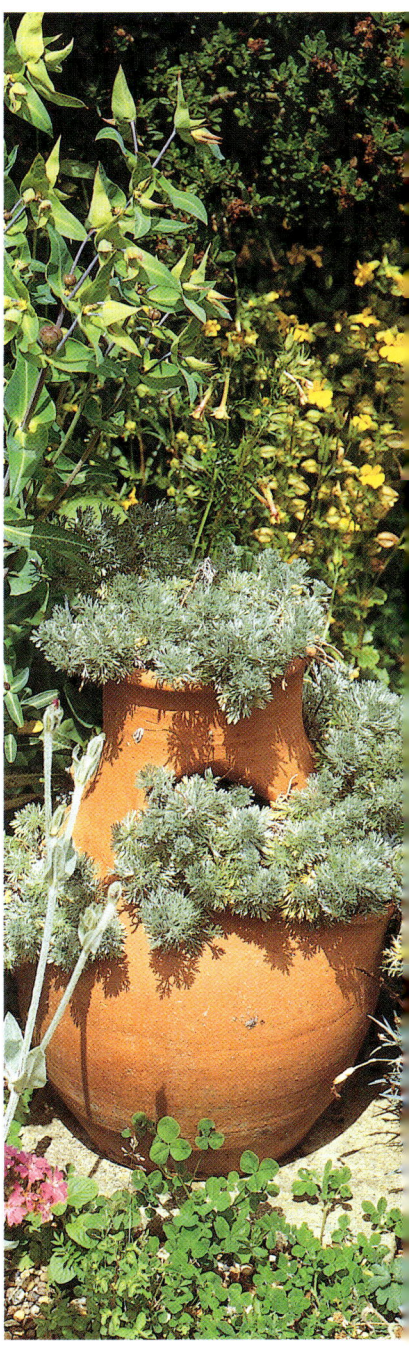

Heilpflanzen: uralt und hochmodern

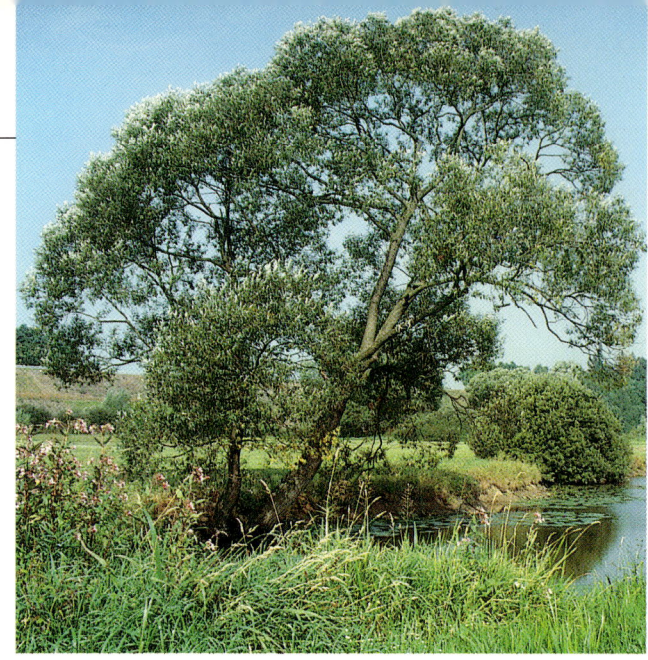

Weidenrinde hat eine jahrhundertelange Tradition als Schmerzmittel.

Pflanzenheilkunde in der modernen Medizin

Keine Frage: Heilpflanzen erleben derzeit einen Boom, wobei der neudeutsche Ausdruck „Boom" sowohl die Bedeutung „gesteigertes Interesse" als auch „wirtschaftliche Blüte" besitzt. Die Werbebranche rührt ihre Trommel mit dem Erfolg, dass bisweilen Interessenten vor überquellenden Regalen in Drogerie- und Supermärkten stehen und etwas ratlos fünf oder mehr Produkte mit den Wirkstoffen einer bestimmten Pflanze betrachten. Gut so, könnte man hier sagen, denn Konkurrenz belebt das Geschäft. Manche Käufer lassen sich dann von der Attraktivität der Verpackung oder vom niedrigen Preis einfangen, ohne den Wirkstoffgehalt der Kapseln, Dragees oder Essenzen zu prüfen. Bleiben wir bei der Reklame: Manche Firmen werben damit, dass ihr Produkt „nur in der Apotheke" zu bekommen sei. Eins ist sicher: In der Apotheke erhält der Kunde in der Regel eine kompetente Beratung, um sich im Dschungel der Präparate zurechtzufinden. Und wie steht es mit den Ärzten, den sogenannten „Schulmedizinern"? Auch sie hören in ihren Vorlesungen die Prinzipien der Pflanzenheilkunde (Phytotherapie), aber ob sie später bevorzugt Medikamente mit pflanzlichen oder mit chemischen Wirkstoffen verordnen, bleibt ihrem eigenen Ermessen überlassen. Allerdings ist es in der Bevölkerung weitgehend unbekannt, dass sehr viele „schulmedizinisch" verordnete Medikamente die Wirkstoffe von Heilpflanzen enthalten. Häufig handelt es sich um isolierte Pflanzeninhaltsstoffe, isoliert deshalb, weil auf diese Weise die Dosierung sicherer erfolgen kann. Manche Wirkstoffe werden schon lange Zeit chemisch nachgebaut. Dies ist z. B. die Salicylsäure, der schmerzstillende Wirkstoff der Weidenrinde, der vor mehr als 100 Jahren in Form von Acetylsalicylsäure einen Siegeszug angetreten hat, der bis heute anhält. Neben den bewährten Heilanzeigen werden immer wieder neue Wirkungen und Anwendungsbereiche gefunden.

Vorbeugen ist besser als heilen

Diese uralte volksmedizinische Weisheit spielt heute auch in der wissenschaftlich orientierten Medizin eine wichtigere Rolle als früher. Hierbei werden häufig Heilpflanzen eingesetzt. Diese Anwendungen werden Phyto-Prävention genannt. Viele Heilpflanzen mit ihrem mild aber nachhaltig wirkenden Effekt bieten sich zur kurmäßigen Anwendung oder unter Umständen auch zur Dauerbehandlung an. Wohl jeder Arzt schätzt die Anwendung von Weißdorn bei degenerativen Herzerkrankungen hoch ein. Ebenso bedeutsam sind Pflanzenheilmittel für viele Fälle der Rehabilitation. Hier sei als Beispiel die Kamille bei langwierigen Magenleiden sehr gelobt und die Pfefferminze bei Gallenleiden.

Wie „sanft" ist die Behandlung mit Heilpflanzen?

Zeitweise schien es so, als würden die Heilpflanzen auf dem Kompost der Medizingeschichte ruhmlos verrotten, weil die chemisch-technische Medizin grandiose Erfolge erzielte. Aber die Menschen ließen sich das nicht gefallen und zu Beginn der neunzehnhundertachtziger Jahre wuchsen und erblühten die Heilpflanzen in der Wertschätzung der Menschen von neuem und der

Schulmedizin blieb nichts anderes übrig als nachzuziehen. In der ersten Begeisterung wurde bald ein ideologischer Gegensatz zwischen der „sanften" Wirkung der Heilpflanzen und der „harten", mit Nebenwirkungen belasteten Anwendung schulmedizinischer Medikamente aufgebaut.
Um die Wirksamkeit von Heilpflanzen besser beurteilen zu können, gründete das Bundesgesundheitsamt die „Kommission E", in der Experten aus Medizin und Pharmakologie die Prüfung pflanzlicher Wirkstoffe übernahmen. Hierbei wurde bei der überwiegenden Zahl der Heilpflanzen die volksmedizinisch behauptete Wirkung bestätigt. In manchen Fällen konnte die Wirkung nicht erwiesen werden oder sie musste mit erheblichen Nebenwirkungen erkauft werden.
„Nebenwirkungen bei den als sanft geltenden Heilpflanzen?", höre ich meine Leser fragen. Jawohl, auch bei vielen Heilpflanzen muss mit Nebenwirkungen gerechnet werden. Dies gilt sogar für eine so gebräuchliche und hoch geschätzte Pflanze wie die Kamille. Neben ihrer entzündungshemmenden Wirkung hat sie auch einen austrocknenden Effekt, was

bisweilen erwünscht ist. Deshalb inhaliert man mit Kamillentee bei einem Fließschnupfen. Aber entzündete Augen dürfen nicht mit Kamillentee gespült werden, was früher oft empfohlen wurde, denn im Auge ist das Austrocknen höchst unerwünscht und sogar schädlich.
Viele segensreich und sicher wirksame Heilpflanzen sind

Tee oder Präparate aus dem Weißdorn sind ideal zur Behandlung des sogenannten Altersherzens.

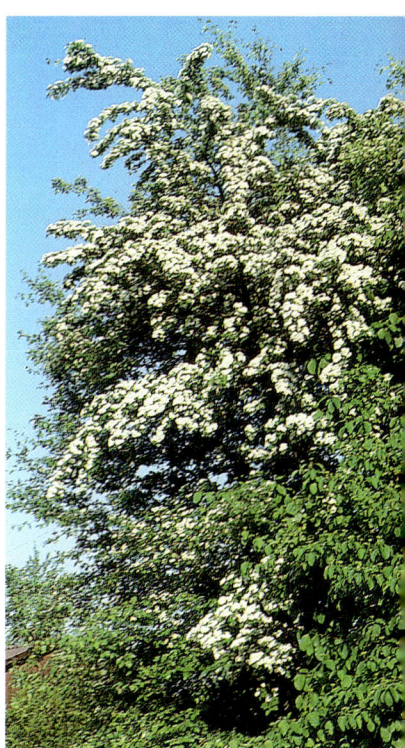

sogar hochgiftig, wie noch zu erörtern sein wird.

Inzwischen hat die Kommission E den ersten Abschnitt ihrer Arbeit beendet, indem sie für die Heilpflanzen Positiv- oder Negativmonographien erstellte. Das heißt, für alle überlieferten Heilpflanzen wurde eine genaue Beschreibung der Inhaltsstoffe, der Wirksamkeit oder Unwirksamkeit sowie der Nebenwirkungen erstellt. Diese Monographien gelten als Richtschnur für den Einsatz der Pflanzen bzw. der aus ihnen hergestellten Medikamente. Die Nachfolgeorganisation der Kommission E beschäftigt sich mit der genauen und optimalen Dosierung der Pflanzenwirkstoffe.

Welche Pflanzen kann ich bedenkenlos verwenden?

In diesem Buch werden im Hauptteil die wichtigsten Heilpflanzen aus dem Garten vorgestellt, die zur Selbstmedikation geeignet sind. Es handelt sich dabei teilweise um Pflanzen, die angebaut werden und teilweise um wild wachsende Pflanzen, von denen einige als „Unkräuter" gelten. Pflanzen, die zur Selbstmedikation geeignet sind, dürfen

nicht oder nur sehr schwach giftig sein und sie dürfen nicht zu viele unerwünschte Nebenwirkungen haben. Die Dosierungsanleitungen und die Anwendungsdauer sollten zwar eingehalten werden, aber es darf auch kein Schaden entstehen, wenn man einmal zu hoch dosiert oder die Pflanze über einen längeren Zeitraum verwendet. Solche mild wirkenden Pflanzen nennt man Mite-Pflanzen (lat. mite = mild). Hierher gehören alle jene freundlichen Helfer, die man in der Kräuter-Hausapotheke hat oder haben sollte, wie etwa Kamille für Magenbeschwerden und Salbei zum Gurgeln.

Bei Mite-Pflanzen dauert es bisweilen etwas länger bis sich ihre Wirkung entfaltet. Sie wirken häufig nicht unmittelbar, sondern eher im Sinne einer Anregung der Selbstheilungskräfte. Die sanften Kräuter sind demnach nichts für ungeduldige Patienten.

Auch die meisten Gewürzpflanzen und Küchenkräuter gehören zu den anerkannten Heilpflanzen. Ihre Wirkung auf unsere Gesundheit wird im Hauptteil dieses Buches auf Seite 16 ff. kurz charakterisiert. Außerdem sollte man nicht vergessen, dass auch manche Obst- und

Gemüsepflanzen traditionsreiche Heilpflanzen sind.

Welche Heilpflanzen werden ärztlich verordnet?

Den Mite-Pflanzen gegenüber stehen die Forte-Pflanzen (lat. forte = stark), deren Wirkstoffe von der Schulmedizin bei ernsteren Erkrankungen eingesetzt werden, die aber nur ausnahmsweise und nur mit genauer Anleitung zur Selbstmedikation geeignet sind. Manche von ihnen sind ausgesprochene Giftpflanzen, die aber bei genauer Einhaltung der vorgeschriebenen Dosis sehr sicher und segensreich wirken.

Auf Seite 58 ff. befindet sich eine Übersicht der stark wirkenden bzw. giftigen Arzneipflanzen, die häufig als Zierpflanzen im Garten angebaut werden. Außerdem werden manche Heilpflanzen beschrieben, die zwar nicht giftig sind, deren Wirkstoffe aber auf eine ganz spezielle Weise extrahiert werden müssen, die im Hausgebrauch nicht möglich ist.

Außer Forte- und Mite-Pflanzen gibt es noch die mittelstark wirkenden Pflanzen, mit denen man sich nach menschlichem Ermessen

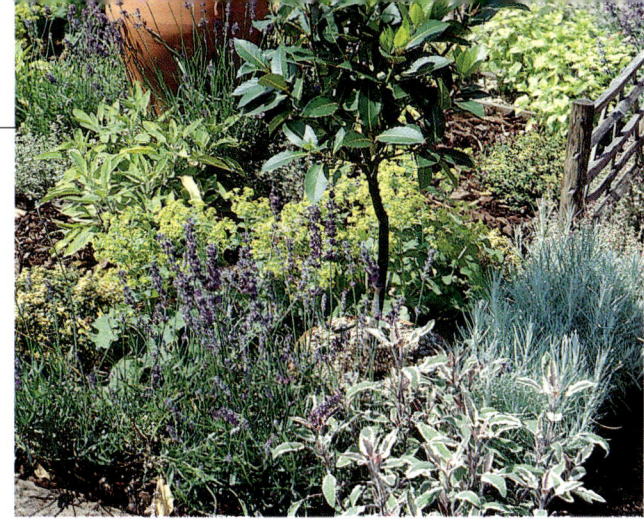

Ein Kräuterbeet an einem sonnigen Platz, in der Mitte ein Lorbeerbäumchen, das im Winter ins Haus gestellt werden muss.

nicht vergiften kann, bei denen aber die Dosierung und Anwendungsdauer gut beachtet werden muss.

Fazit: Behandlung mit Heilpflanzen ist keine Alternativ-Medizin, sondern Bestandteil der naturwissenschaftlich fundierten Medizin.

Auch die Homöopathie verwendet zahlreiche Pflanzen zur Herstellung ihrer Medikamente, aber die grundlegende Idee ist völlig anders als bei der Pflanzenheilkunde (Phytotherapie).

Das Gleiche gilt für die heute sehr beliebte Bach-Blütentherapie. Bei dieser Heilmethode sollen bestimmte Pflanzenessenzen dem Patienten helfen, seine psychischen Probleme zu bewältigen, wodurch sich die körperliche Gesundheit von selbst einstellen soll.

Die anthroposophische Medizin steht auf dem Fundament der wissenschaftlichen Schulmedizin, erklärt aber die Wirkung der Heilpflanzen aus einem geistigen Prinzip heraus.

Demnach ist festzuhalten: Heilpflanzen, auch die Mite-Pflanzen, sind echte Medikamente.

Für ihre Anwendung gilt: Nicht der Glaube, sondern die Dosis macht's, ob es hilft oder nicht.

Der Kräutergarten – ein gesundes Hobby

Lebensbereiche im Garten mit Heilpflanzen gestalten

Alle Lebensbereiche des Gartens können mit Heilpflanzen gestaltet werden. Wenn Sie dabei sind, einen Garten neu anzulegen oder Ihren Garten umzugestalten, sollten Sie dieses Prinzip der verschiedenen Lebensbereiche unbedingt bewusst in Ihre Planungen einbeziehen. Manche Heilpflanzen sind giftig und man pflanzt sie nur wegen ihrer Schönheit. Manche Heilpflanzen sind nur historisch bedeutsam und manche darf man mit Fug und Recht als „Unkräu-

ter" bezeichnen. Vielleicht lehren aber gerade sie uns, dass wir unsere Gartenaktivitäten nicht nur an unseren eigenen Wünschen, sondern ein bisschen mehr an ökologischen Kriterien ausrichten sollten.

• Gehölze bilden das architektonische Gerüst des Gartens. Manche Gehölze sind heilkräftig, wie etwa Weißdorn und Holunder. Manche Heilpflanzen können unter Laubgehölze gepflanzt werden, z. B. Bärlauch, Schlüsselblume und Wohlriechendes Veilchen.

• Freiflächen erstrecken sich meistens im sonnigen bis halbschattigen Bereich. Rasen und Wiese gehören dazu sowie steppen- und heideähnliche Flächen. Hier gibt es wildwachsende Kräuter, wie etwa Löwenzahn und

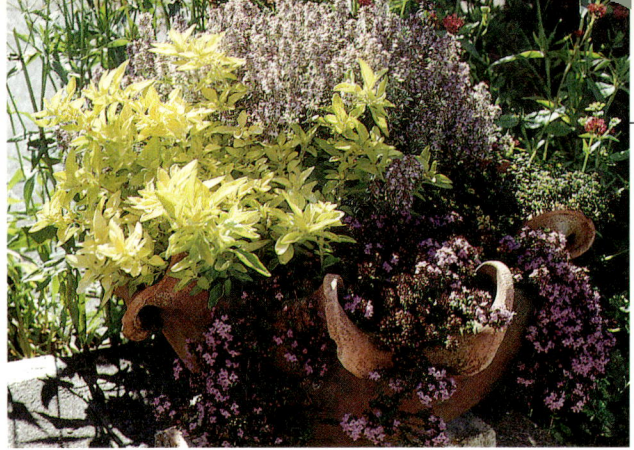

Attraktive und köstlich duftende Kräuter als Zierbepflanzung in einer Schale.

Schafgarbe, aber auch gepflanzte Bodendecker, z. B. Walderdbeere und Thymian.
• Wasser, Wasserrand und sumpfige Bereiche gehören seit Mitte der siebziger Jahre zu beliebten Gestaltungselementen des Gartens. Wasserminze und Baldrian haben hier ihren naturgemäßen Standort.
• Steinanlagen, z. B. Trockenmauer und die sehr empfehlenswerte Kräuterspirale bieten besonders interessante Möglichkeiten zum Heilpflanzenanbau.
• Beete dürften wohl der in jedem Garten vorhandene, vielleicht wichtigste Lebensbereich sein. Zu unterscheiden wäre zwischen dem Gemüsebeet und der Zierrabatte. Beide bieten vielfältige Möglichkeiten zum Heilpflanzenanbau.
• In Töpfen und Kästen werden vor allem solche Heil- und Gewürzpflanzen gezogen, die bei uns nicht winterhart sind, wie etwa Rosmarin.

Der Heilkräutergarten aus ökologischer Sicht

Themengärten sind in den Gartenschauen groß in Mode. Sie bieten dem Gartenfreund mannigfaltige Anregungen für die eigene Gartenpraxis. Das Thema „Heilkräutergarten" ist ständig ausbau- und erweiterungsfähig, kommt der Sammelleidenschaft entgegen und bietet bis ins hohe Alter anspruchsvollen Freizeitspaß mit großem Gewinn für die Gesundheit. Viele Kräuter können auch unter ungünstigen Bedingungen angebaut werden, bei denen sonst fast nichts mehr geht. Alle sind ökologisch so wertvoll, dass man nicht mehr auf sie verzich-

ten möchte, wenn man sie einmal im Garten hat. Heutzutage wird im Gartenbau fast im Sinne eines Schlagwortes immer wieder der Begriff „Ökologie" verwendet. Für den Garten bedeutet dies, man sollte die nötigen Lebensräume schaffen und sich entwickeln lassen. Hier finden einheimische Tiere Wohnung und Nahrung. Vor allem blühende Kräuter sind eine unentbehrliche Nahrungsgrundlage für überwiegend nützliche Tiere und somit eine Bereicherung der Garten-Ökologie:
• Zitronenmelisse, Schnittlauch, Zwiebelblüten, Wildrosen und Alant sind eindrucksvolle Beispiele für Bienenpflanzen.
• Ringelblume ist die Lieblingsblume der als Blattlausvertilger bekannten Schwebfliegen.
• Mariendistel und Roter Sonnenhut sind besondere Anziehungspunkte für Tagfalter.
• Auf die Blüten von Salbei, Thymian und Königskerze sind die Hummeln spezialisiert.
• Die Blütenstände der Doldenblütler, wie etwa Kümmel, sind Tummelplatz für häufig vorkommende und auch sehr seltene Kleinschmetterlinge und Käfer.

Die Anbaubedingungen für Heilpflanzen

Welchen Boden brauchen die Heilpflanzen?

Der natürliche Standort vieler Kräuter sind sonnige Hänge mit humusarmen, steinigen Böden. Darauf sollte man im Garten Rücksicht nehmen.

Gartenböden sind von Natur aus sehr unterschiedlich. Die meisten Kräuter bevorzugen leichte Böden, die man daran erkennt, dass sie sich leicht bearbeiten lassen und eine krümelige Struktur besitzen. Nur wenige Heilpflanzen vertragen einen schweren Boden mit hohem Tongehalt. Hier wären als Beispiele Huflattich und Schachtelhalm zu nennen, die sogar Zeigerpflanzen für schweren, tonreichen Boden sind. Der Begriff „Zeigerpflanzen" besagt, dass manche Pflanzen nur unter ganz speziellen Bodenbedingungen von Natur aus wachsen. Der Huflattich zeigt mir zum Beispiel, dass es sich um einen schweren, tonreichen Boden handelt. Die Brennnessel hingegen ist eine Zeigerpflanze für einen reichlich

mit Pflanzennährstoffen, vor allem mit Stickstoff versorgten Boden. Schwere Böden sind zwar meistens von Natur aus gut mit Nährstoffen versorgt, müssen aber in ihren physikalischen Eigenschaften verbessert werden. Dies kann durch wiederholte Gründüngung und durch konsequentes Mulchen geschehen, damit eine Dauergare, also dauerhafte Lockerung des Bodens erreicht wird.

Das Hochbeet

Wenn Ihr Garten einen schweren Boden aufweist, ist es ratsam, die Kräuter in Hochbeeten anzupflanzen, weil hier der Boden nach Regenperioden rasch wieder abtrocknet. Ein großes Hochbeet kann sehr attraktiv und repräsentativ gestaltet werden, aber mehrere kleinere Hochbeete sind leichter zu pflegen als ein großes. Man kann dann sogar den Boden in den einzelnen Beeten unterschiedlich gestalten, zum Beispiel ein Beet mit magerem Boden für die „Hungerkünstler" unter den Heilpflanzen. Dieser Boden sollte sandig-steinig sein und nur sehr sparsam gedüngt werden. Pflanzen, die für dieses magere Beet geeignet sind, erkennt man in der Regel an

den kleinen, eventuell harten oder behaarten oder dicklichen (sukkulenten) Blättern.

Mischkultur

Heilpflanzen und Küchenkräuter können im Beet zwischen die Gemüse- und Salatpflanzen gesetzt werden. Dies bringt alle Vorteile einer Mischkultur, nämlich geringere Anfälligkeit für

Ein wohlgelungenes Kräuterhochbeet mit bunter und duftender Vielfalt an Heil-, Gewürz- und Zierpflanzen.

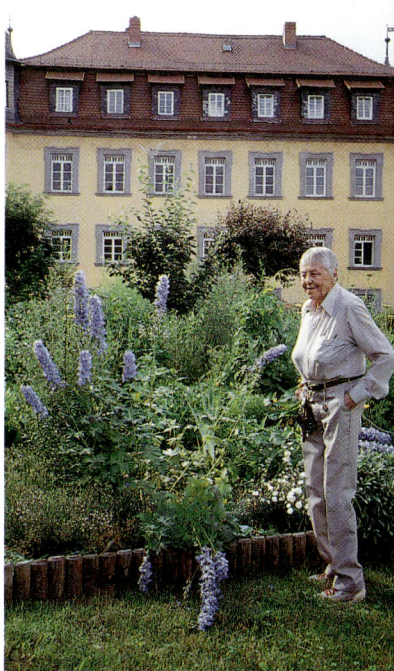

Schädlinge und Förderung des Gedeihens. Ausdauernde Stauden können traditionsgemäß wie im guten alten Bauerngarten zur Einfassung von Beeten verwendet werden.

Kurzum, Heilpflanzen und Küchenkräuter entsprechen

Mischkultur mit Gemüse, Blumen und vielen Kräutern.

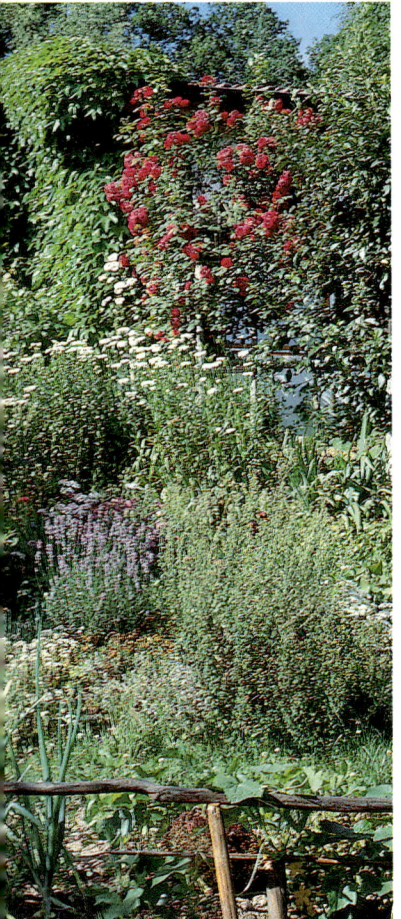

im Garten den Jokern beim Kartenspiel: Man kann sie einsetzen wo und wie man sie gerade braucht.

Beispiele für besonders günstige Kombinationen:
• Zwiebel und Knoblauch zu Doldenblütlern, z. B. Petersilie, Dill, Möhre
• Knoblauch zwischen Erdbeeren oder Rosen
• Lavendel und Ringelblumen zu Rosen.

Muss man Heilpflanzen düngen?

Das Düngen von Heilpflanzen ist eine Gratwanderung. Zwar gilt für sie ganz besonders die Regel „Allzu viel ist ungesund", aber genauso die Richtlinie „Von nichts kommt nichts". Bei vielen Heilpflanzen genügt als Grunddüngung einmal im Jahr ein Schäufelchen Kompost pro Pflanze oder ein halber bis ein Eimer Kompost pro Quadratmeter Beetfläche. Aber nicht alle Heilpflanzen vertragen Humus: Zum Beispiel Johanniskraut und Thymian gedeihen zunächst auf nahrhaftem Humus recht gut, werden aber bald von konkurrenzkräftigeren Nachbarpflanzen verdrängt.

Pflanzen mit viel weichem Blattwerk, das womöglich öfter geschnitten wird, wie

etwa die Pfefferminze und Brennnessel sowie die meisten Küchenkräuter, brauchen reichlich Stickstoff. Im Laufe der Vegetationsperiode ist ab und zu eine Kopfdüngung angezeigt, beispielsweise mit einem im Fachhandel erhältlichen Flüssigdünger. Ich selbst mache das tatsächlich auch bei meinen Brennnesseln, die an der Hecke stehen, weil ich diese wertvolle Heilpflanze zweimal im Jahr kurmäßig verwende (siehe Seite 15). Im naturnahen Garten wird für die Kopfdüngung gerne Brennnessel- oder Beinwelljauche verwendet. Wie auch sonst im Garten brauchen Heilpflanzen, die reichlich blühen sollen, Phosphat in ausreichender Menge. Pflanzen, die Knollen oder Früchte entwickeln sollen, brauchen ausreichende Versorgung mit Kalium.

Nun wünsche ich Ihnen, dass Sie bei der Gratwanderung des Düngens nicht abstürzen: Zu viel Dünger erzeugt große, weiche Blätter mit wenig heilsamen Inhaltsstoffen. Bei mangelhafter Düngung werden die Blätter bleich und kümmerlich, die Pflanze kränkelt und wird schädlingsanfällig. Sowohl qualitativ als auch quantitativ hat sie dann schlechte Eigenschaften.

Konservieren von Heilpflanzen

Frische Kräuter

Vor allem Küchenkräuter zum Würzen werden frisch verwendet. Manche mild wirkende Heilpflanzen können auch frisch zur Teezubereitung verwendet werden, wie etwa Pfefferminze, Brennnessel, Holunderblüten oder Zitronenmelisse. Man benötigt dann gewichtsmäßig etwa das Fünffache im Vergleich zur getrockneten Droge, denn die frischen Pflanzen enthalten viel Wasser.
Achtung: Nicht alle Heilpflanzen dürfen für den Tee frisch verwendet werden. Manche wirken frisch anders als im getrockneten Zustand. Zum Beispiel beim Herzgespann (siehe Seite 34) wird über leichte bis mittelschwere Vergiftungserscheinungen (Übelkeit, Kreislaufschwäche, unstillbarer Durst) berichtet, wenn der Tee aus der frischen Pflanze zubereitet wird.

Trocknen

Dies ist die klassische Methode zur Gewinnung der

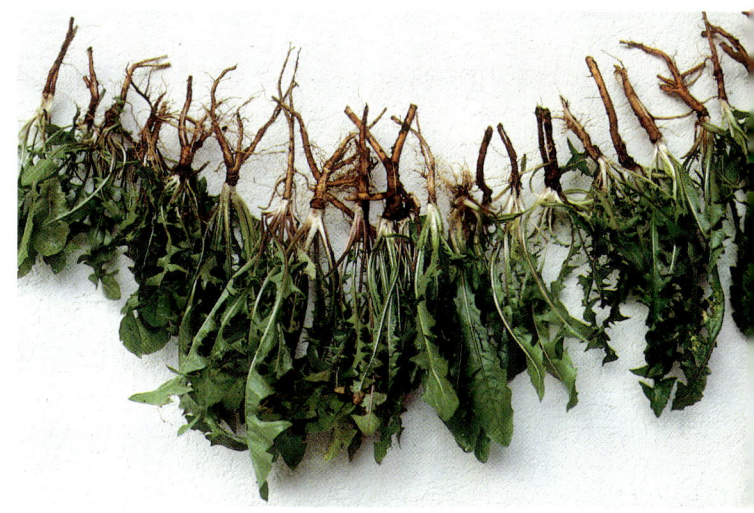

Löwenzahnwurzeln und -kraut werden auf einen Faden aufgefädelt und an einem luftigen, schattigen Platz zum Trocknen aufgehängt.

Teedrogen. Die Kräuter dürfen nicht in feuchtem Zustand geerntet werden. Blätter und Blüten sollen vor dem Trocknen nicht gewaschen werden. Auf weißem Papier ausgebreitet oder zu Sträußen gebündelt, werden die Pflanzen an einem warmen, luftigen, schattigen Platz getrocknet. Die getrockneten Kräuterdrogen werden zerkleinert. Wurzeln werden gewaschen, gespalten, mit der Nadel auf einen Faden gezogen und luftig aufgehängt. Dann werden sie fein zerschnitten und nachgetrocknet. Früchte, wie etwa Hagebutten, werden zerschnitten

und möglichst rasch und luftig getrocknet. Kleine Früchte, z. B. Weißdorn, werden unzerschnitten getrocknet.
Die getrockneten Pflanzen oder Pflanzenteile werden in gut verschlossenen Gläsern an einem dunklen Platz aufbewahrt.

Auszüge mit Fett oder Öl

Manche Kräuter geben ihre Wirkstoffe gerne an Öl ab. Erwähnt sei das purpurrote Johanniskrautöl, das mit kaltgepresstem Olivenöl angesetzt wird. In der bäuerlichen Volks-

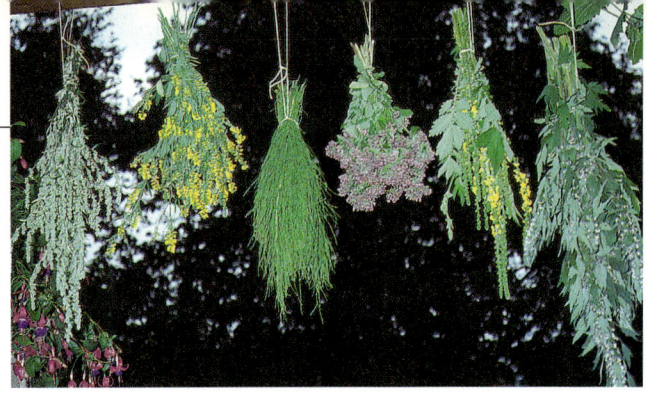

Kräuter sollen an einem luftigen Ort im Schatten getrocknet werden.

medizin wird zur Herstellung von Salben gerne Schweineschmalz oder auch Butter verwendet. Als Beispiele seien Ringelblumen-, Beinwell- und Majoransalbe genannt. Das Fett sollte keinesfalls höher als 70 °C erwärmt werden.

Alkoholische Auszüge

Alkohol ist ein gutes Lösungsmittel für manche sonst flüchtigen Düfte und Wirkstoffe. 70%iger Alkohol oder in der Volksmedizin ein starker Schnaps lösen die Wirkstoffe. Aus Knoblauch, Melisse oder Rosmarin lässt sich ein heilsamer „Geist" herstellen.

Auszüge mit Honig oder Zucker

Diese Methode wird vor allem bei Hausmitteln für Erkältungskrankheiten angewendet. Spitzwegerich, junge Fichtentriebe und Engelwurzstengel eignen sich gut für solche Rezepte.

Auszüge mit Wasser – Teeherstellung

Tee aus getrockneten Blättern und Blüten wird im All-
gemeinen mit kochendem Wasser überbrüht (2 gehäufte Teelöffel auf ¼ Liter Wasser), 5 bis 10 Minuten ziehen lassen, abgießen. Einen Tee mit intensiv duftenden ätherischen Ölen (z. B. Pfefferminze) lässt man in der Regel nur 5 Minuten ziehen, manche andere Inhaltsstoffe, (z. B. Gerbstoffe aus Brombeerblättern) brauchen ca. 10 Minuten, bis sie sich lösen.
Tee aus getrockneten Wurzeln wird meistens kalt angesetzt. Manche Arten, z. B. Baldrian, muss man vor dem Erhitzen 8 bis 12 Stunden stehen lassen, manche, wie etwa Löwenzahnwurzeln mit Kraut werden gleich nach dem kalten Ansetzen zum Sieden erhitzt, 10 Minuten ziehen lassen, absieben. Tee aus Früchten, z. B. Hagebutten, kalt ansetzen, zum Sieden erhitzen, etwa 10 Minuten ziehen lassen, abgießen. Teemischungen werden in der Regel überbrüht.

Im Hauptteil des Buches auf Seite 16 ff. werden nur dann Teerezepte beschrieben, wenn die Zubereitung von der Norm abweicht. Getrocknete Teekräuter werden in der pharmazeutischen Fachliteratur als „Drogen" bezeichnet. Dieser Begriff wird in den folgenden Ausführungen übernommen.

Johanniskrautöl verfärbt sich unter Lichteinwirkung Purpurrot.

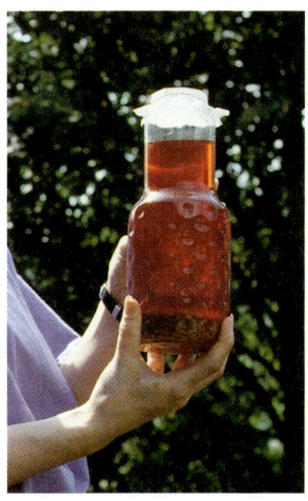

Inhaltsstoffe

Die wichstigsten Inhaltsstoffe und ihre Wirkung

In einer Pflanze sind so gut wie immer mehrere wirksame Inhaltsstoffe enthalten: Aus dem Zusammenwirken dieser Stoffe erklärt die naturheilkundlich ausgerichtete Phytotherapie den heilsamen Effekt.

Ätherische Öle

Ätherische Öle verdunsten leicht. Es handelt sich in der Regel um Stoffgemische, die aus bis zu 100 Einzelkomponenten bestehen. Ihre Wirkungen sind sehr unterschiedlich, z. B. harntreibend, krampflösend usw.

Alkaloide

Alkaloide sind giftig, z. B. das Atropin der Tollkirsche und das Morphin des Schlafmohns. Alkaloidhaltige Pflanzen eignen sich nur ausnahmsweise zur Selbstmedikation.

Glykoside

Glykoside sind eine uneinheitliche Stoffgruppe, z. B. Senfölglykoside haben einen scharfen Geruch und wirken

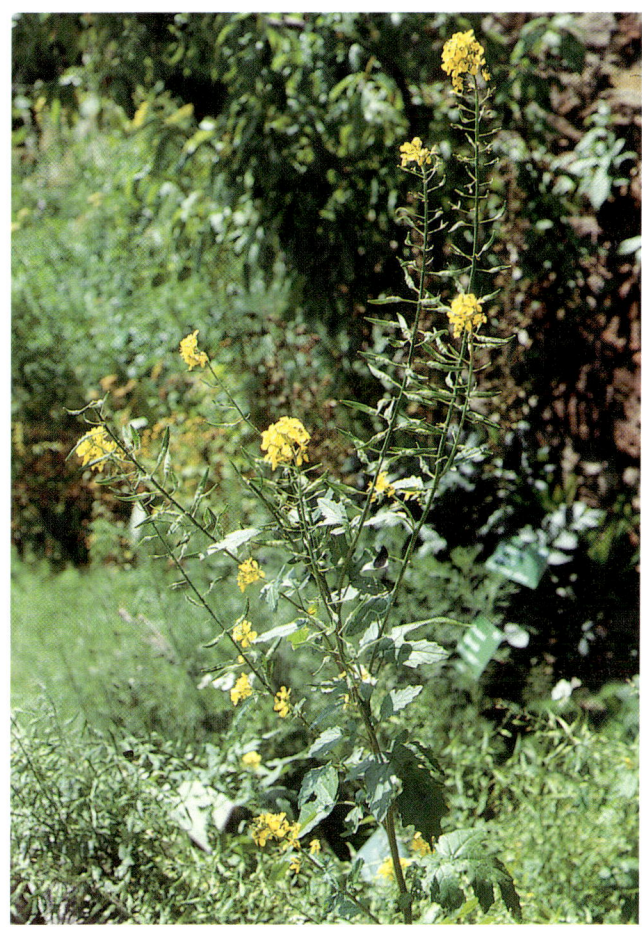

In den Senfpflanzen sind vor allem in den Samen scharfe Senfölglykoside enthalten, die für die therapeutische Wirkung verantwortlich sind.

bei äußerer Anwendung hautreizend. Die Glykoside der Fingerhutarten sind in therapeutischer Dosis unverzichtbare Medikamente, bei Überdosierung jedoch hochgiftig. Saponinglykoside haben eine auflösende, z. B.

schleimlösende Wirkung (Sapo = Seife).

Flavonoide

Flavonoide kommen in den meisten Pflanzen vor und sind durch die Mannigfaltig-

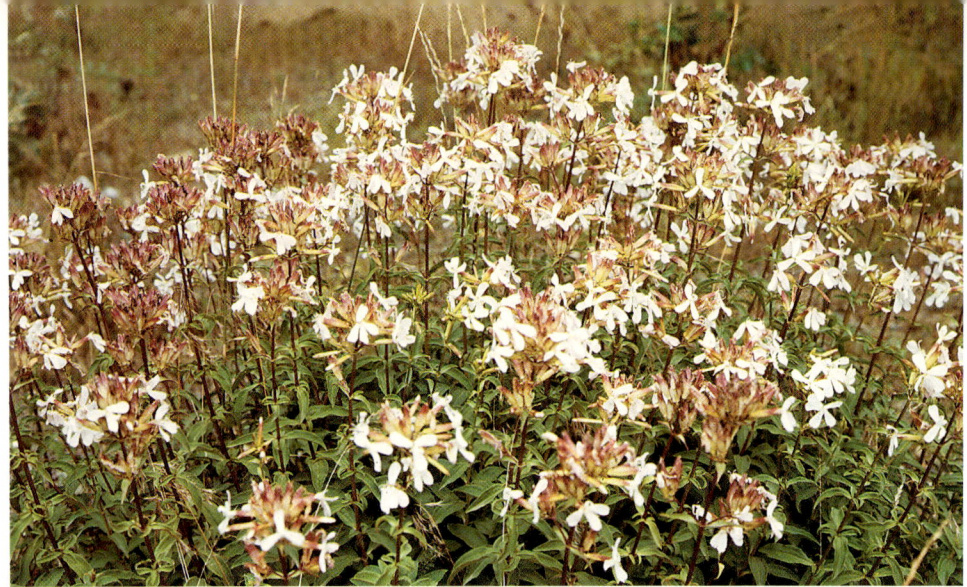

Die Wurzel des Seifenkrauts ist besonders reich an Saponinen.

keit ihrer Wirkungen gekennzeichnet. Manche wirken harntreibend, wie etwa bei Birkenblättern. Flavonoide werden rasch wieder ausgeschieden. Deshalb sind Pflanzen, deren Hauptwirkstoffe Flavonoide sind, für eine Langzeitbehandlung geeignet.

Bitterstoffe

Bitterstoffe (Amara) regen die Magensaft- und Galleproduktion an und wirken kräftigend (tonisierend). Als Beispiele seien Enzian und Wermut genannt.

Gerbstoffe

Gerbstoffe wandeln die Eiweißstoffe der Haut in widerstandsfähige, schwer lösliche Stoffe um. Dadurch wird den Krankheitskeimen der Nährboden entzogen. Manche Gurgelmittel, wie etwa Blutwurz, sind durch ihren Gerbstoffgehalt wirksam.

Kieselsäure

Kieselsäure ist ein anorganischer Stoff, der von manchen Pflanzen verstärkt aus dem Boden aufgenommen wird. Ackerschachtelhalm ist dafür besonders bekannt. Kieselsäurehaltige Drogen kräftigen das Bindegewebe.

Polysaccharide

Polysaccharide treten als Schleim, Stärke und Pektine auf. Der Schleim legt sich wie ein schützender Film auf entzündete Haut oder Schleimhaut. Als Beispiele seien Eibisch und Malve genannt. Pektin ist vor allem in Obst enthalten und ist der wohl bekömmlichste Ballaststoff. Zellulose ist ebenfalls ein Polysaccharid und ist in Form von Weizenkleie besonders stuhlgangfördernd.

Vitamine

Vitamine sind lebenswichtige essenzielle Nährstoffe mit vielfältiger Funktion. Der Hauptwirkstoff der Hagebutte zum Beispiel ist das Vitamin C.

Enzyme

Enzyme sind mit ihrer heilsamen Wirkung in letzter Zeit verstärkt ins Blickfeld der Medizin gerückt. Manche werden aus Pflanzen gewonnen, z. B. das Bromelain aus Ananasstauden.

Ratschläge für Garten und Hausapotheke

Einführung

Im folgenden Kapitel werden Heilpflanzen dargestellt, die besonders häufig im Garten angebaut werden oder deren Anbau empfehlenswert ist. Außerdem werden Pflanzen besprochen, die als Spontanvegetation in vielen Gärten zu finden sind. Aus der Fülle von Möglichkeiten wurde die Auswahl dahingehend getroffen, ob die Pflanzen zur Selbstmedikation geeignet sind.
Selbstverständlich müssen Nebenwirkungen und Unverträglichkeitsreaktionen beachtet werden, also im Zweifelsfall „fragen Sie Ihren Arzt oder Apotheker", wie es in der Werbung immer heißt.

Was zu beachten ist

Bei vielen Heilpflanzen ist eine „kurmäßige" Anwendung zu empfehlen, das heißt, es sollten 4 bis 8 Wochen lang 2 bis 3 Tassen Tee täglich getrunken werden. Wenn nach einer Pause von einigen Wochen eine erneute kurmäßig Anwendung erfolgt, spricht man von „Intervalltherapie". Manche der vorgestellten traditionsreichen Pflanzen können zwar selbst angewendet werden, sind aber vor allem von historischem Interesse, das heißt, für entsprechende Beschwerden gibt es inzwischen Besseres. Allerdings ist gerade bei der Anwendung von Heilpflanzen oft das Probieren dem Studieren überlegen, denn die Menschen reagieren unterschiedlich auf die Pflanzenanwendungen. Aber bitte beachten Sie: Fundierte Sachkenntnis lässt sich nicht durch Begeisterung für die gute Sache ersetzen. Wenn irgendeine Pflanze irgendwann irgendjemandem geholfen hat, ist nicht gesagt, dass sie auch Ihnen hilft. Verwenden Sie die bewährten und die von der modernen Phytotherapie empfohlenen Mittel und vermeiden Sie Experimente.
Ab Seite 58 werden Heilpflanzen vorgestellt, die zwar häufig im Garten vorkommen, die aber giftig sind (z. B. Fingerhut) oder deren Wirkstoffe mit den Methoden, die im normalen Haushalt zur Verfügung stehen, nicht gewonnen werden können (z. B. Roter Sonnenhut = Echinacea).
Pflanzen, die zwar heilkräftig sind, bei denen aber die Würzeigenschaften im Vordergrund stehen, werden mit ihrem Anbau im Garten sowie ihrer Ernte und Aufbereitung im Buch „Gewürze und Küchenkräuter aus dem eigenen Garten" (siehe Seite 63) dargestellt. Im folgenden alphabetisch geordneten Hauptteil werden sie kurz mit ihren Inhaltsstoffen und ihrer medizinischen Wirkung und Anwendung charakterisiert. Genauere Einzelheiten über Krankheitsbilder und ihre Behandlung sind eingehend im Buch „Pflanzenheilkunde" (siehe Literaturverzeichnis Seite 63) dargestellt.

Die Mariendistel hat attraktive weiß-marmorierte Blätter. Ihre Samen heilen Lebererkrankungen.

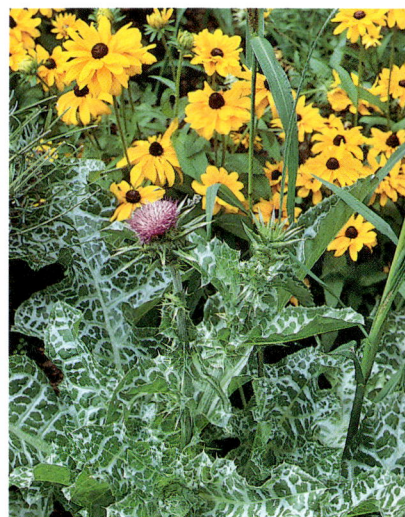

Heilpflanzen von A – Z

Ackerschachtelhalm

Botanische Informationen, Vorkommen

Der Ackerschachtelhalm *(Equisetum arvense)*, Familie Schachtelhalmgewächse (Equisetaceae), ist keine Blütenpflanze, sondern vermehrt sich durch Sporen. Er heißt auch Zinnkraut, weil seine durch hohen Kieselsäuregehalt rauen Triebe früher zum Polieren von Zinn verwendet wurden. Auf tonig-lehmigem Boden, der zu Staunässe neigt, wächst der Schachtelhalm als Pionierpflanze. Seine

Der Ackerschachtelhalm im Beet ist den meisten Gartenfreunden ein rechtes Ärgernis.

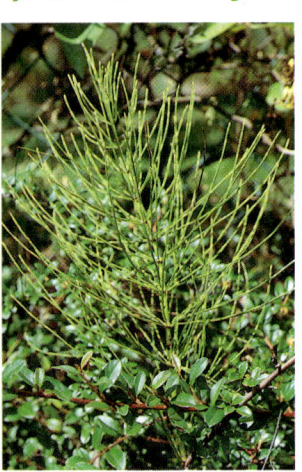

Wurzelstöcke reichen bis in 160 cm Tiefe. Einen solchen Boden wünsche ich Ihnen nicht in Ihrem Garten, aber die vielfältigen Heilwirkungen des Schachtelhalms sollten Sie unbedingt nutzen.

Achtung: Es ist nicht sehr häufig der Fall, aber durchaus möglich, dass in Ihrem Garten an besonders vernässten Stellen der Sumpfschachtelhalm *(Equisetum palustre)* wächst. Er ist so giftig, dass er im Volksmund in manchen Gegenden „Kuhtod" heißt. Sie erkennen ihn daran, dass er an der Spitze seiner grünen Triebe einen kleinen pilzähnlichen Sporenstand trägt.

Ernte und Aufbereitung

Geerntet werden die grünen Triebe des Zinnkrauts bis etwa Mitte Juli. Sie müssen sehr sorgfältig getrocknet werden, wobei man am besten bei künstlicher Wärme (ca. 50 °C) nachtrocknet, denn die Droge wird leicht von Schimmelpilzen befallen und ist dann gesundheitsschädlich.

Inhaltsstoffe, Wirkung, Verwendung

Durch seinen hohen Gehalt an Kieselsäure (bis 10% in der Droge) ist er das Mittel für alle Erkrankungen, bei denen eine Kräftigung des Bindegewebes angestrebt wird. Flavonoide und Saponine unterstützen die Wirkung.

Eingesetzt wird der Tee zum Beispiel bei Nierenleiden. Hierbei wird der heilsame Effekt noch durch die harntreibende Wirkung der Flavonoide verbessert. Sebastian Kneipp brachte das in Vergessenheit geratene Zinnkraut zu neuer medizinischer Geltung. Er empfahl es vor allem bei chronischen Bronchial- und Lungenleiden. Die gute Wirksamkeit auf die Gelenke macht man sich bei rheumatischen Erkrankungen und Arthrose zunutze. Bei häufig auftretendem Nasenbluten hilft das regelmäßige Trinken von Schachtelhalmtee, 6 Wochen lang täglich 2 Tassen, erstaunlich gut.

Teezubereitung: 1 bis 2 Teelöffel der Droge mit $1/4$ Liter kochendem Wasser übergießen, nach $1/2$ Stunde absieben. Schachtelhalmtee wird in der Regel „kurmäßig" getrunken (siehe Seite 15).

Alant

Botanische Informationen

Echter Alant *(Inula helenium)*, Familie Korbblütler

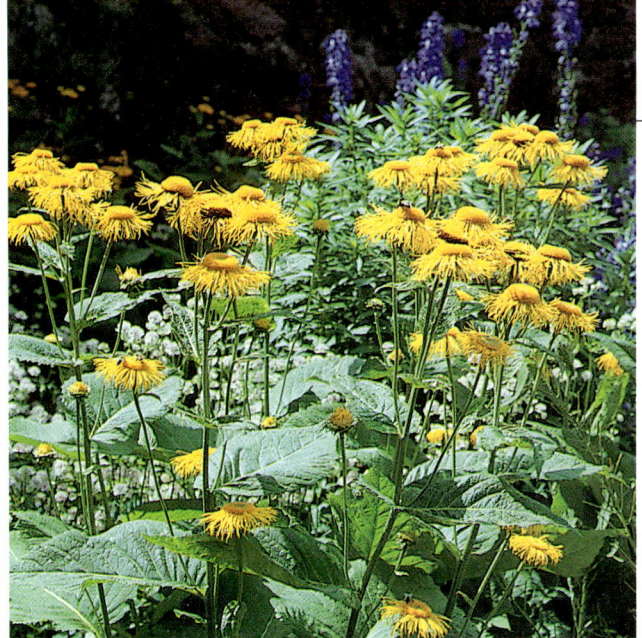

Selbst wenn der Alant nicht für medizinische Zwecke geerntet wird, lohnt sich sein Anbau im Garten.

(Asteraceae), ist eine alte Bauerngartenpflanze, die in der Volksmedizin früher große Wertschätzung genoss. Er ist eine mächtige Staude, die von Juni bis September große, leuchtend gelbe Blumen hervorbringt.

Anbau im Garten

• Sonniger Standort im Beet
• Ca. 80 cm Abstand zur nächsten Staude oder zu anderen Pflanzen
• Tiefgründiger, humusreicher, nahrhafter Boden
• Düngen mit Kompost oder einem organischen Volldünger, während der Wachstumszeit mit einem Flüssigdünger nachdüngen
• Im Sommer regelmäßig gießen

• Wenn Alantwurzel regelmäßig geerntet werden soll, empfiehlt es sich, jedes Jahr eine neue Staude jeweils an einem anderen Platz zu pflanzen

Ernte und Aufbereitung

Im Herbst oder Frühjahr werden die Wurzelstöcke etwa dreijähriger Pflanzen ausgegraben, gewaschen, gespalten, getrocknet und klein geschnitten. Die Volksmedizin verwendet auch getrocknete Blätter.

Inhaltsstoffe, Wirkung, Verwendung

Wichtigster Wirkstoff ist das ätherische Öl mit Alantcampher. Dazu kommen Bitterstoffe und viel Inulin (=

die besondere Stärke von Korbblütlern). Die Volksmedizin setzte Alantwurzel bei zahlreichen Leiden ein. Im Vordergrund steht bis heute die Anwendung bei Husten und Asthma, meistens in Form von Tee, oft gemischt mit Primelwurzel und Thymian.

Nebenwirkungen

Bei Überdosierung kann es zu Magenschmerzen und Erbrechen kommen. Bei disponierten Personen sind Allergien nicht selten.

Anis

Die Früchte des Anis *(Pimpinella anisum)*, Familie Doldenblütler (Apiaceae), sind vor allem ein Würzmittel

Anis gedeiht nur in Gegenden mit warmem Klima.

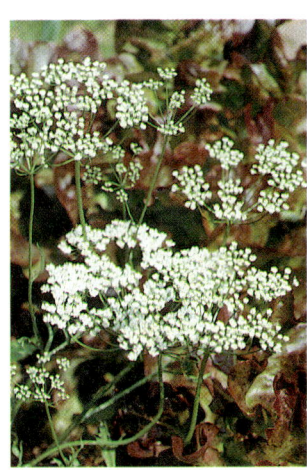

(siehe Literaturverzeichnis auf Seite 63). Tee aus dem Anis ist außerdem ein bewährtes Karminativum (Mittel gegen Blähungen) und auch für Kleinkinder gut geeignet. Zubereitung: Ein gehäufter Teelöffel Anisfrüchte, die vorher zerdrückt wurden (am besten im Mörser) mit ¼ Liter kochendem Wasser überbrühen, 10 Minuten ziehen lassen, absieben.

Als Hustenmittel mit Honig süßen (Diabetiker nicht), als Mittel gegen Blähungen möglichst ungesüßt trinken.

Apfel

Der Apfel (*Malus silvestris* var. *domestica*) eine Heilpflanze? Aber selbstver-

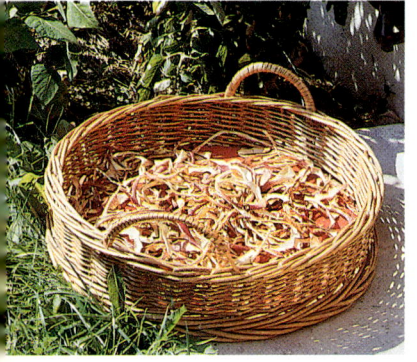

Apfelschalen werden rasch und sorgfältig getrocknet. Apfelschalentee, eventuell gemischt mit Hagebutten, ist auch bei Kindern sehr beliebt.

ständlich! Nicht umsonst sagt man in Großbritannien „An apple a day keeps the doctor away" (Ein Apfel täglich hält den Arzt fern). Der Apfel ist ein wichtiger Vitamin-C-Lieferant, wenn man die richtige Sorte wählt und wirklich täglich Äpfel isst, aber **ein** Apfel ist bei allen Sorten zu wenig, um den Tagesbedarf an Vitamin C (75 mg) zu decken:

Berlepsch 31 mg pro 100g
Boskoop 20,6 mg pro 100g
Ontario 20,6 mg pro 100g
Glockenapfel 16 mg pro 100 g

Leider nicht besonders vitaminreich sind Golden Delicious (8 mg pro 100 g), Elstar (8 mg pro 100 g), Gravensteiner (7,8 mg pro 100 g) und Granny Smith (8 mg pro 100 g).

Äpfel enthalten Pektin. Dieser sehr bekömmliche Ballaststoff wirkt nachgewiesenermaßen vorbeugend gegen Darmkrebs.

Tee aus getrockneten Schalen ungespritzter Äpfel sind ein sehr erfrischendes Getränk für Jung und Alt.

Arnika

Botanische Informationen

Die wildwachsende Arnika (*Arnica montana*), Familie Korbblütler (Asteraceae), kommt auf wenig gedüng-

ten Bergwiesen und in lichten Wäldern vor. Sie gilt in der Volksmedizin als Inbegriff der Heilpflanze schlechthin. Sie steht inzwischen unter Naturschutz und darf in der Natur nicht mehr gesammelt werden. Sie lässt sich im Garten nur schlecht oder gar nicht kultivieren. Für den Garten eignet sich die aus Amerika stammende Arnica chamissonis, deren heilsame Inhaltsstoffe unserer einheimischen Arnika ziemlich genau entsprechen.

Anbau im Garten

• Aussaat im zeitigen Frühjahr an einem sonnigen Standort; Samen sind in Spezialgärtnereien erhältlich.
• Der Boden sollte humos, kalkfrei, nahrhaft und eher feucht als zu trocken sein

Ernte und Aufbereitung

Die eben aufgeblühten Blütenköpfe werden von Juli bis August geerntet und getrocknet. Ein bewährtes volksmedizinisches Rezept ist das Einlegen von frischen Arnikablüten in 70-prozentigen Alkohol.

Inhaltsstoffe, Wirkung, Verwendung

Von der großen Fülle der heilsamen Inhaltsstoffe seien nur einige wichtige genannt. Das arnikaspezifische ätherische Öl besitzt eine desinfizierende, wundheilende Wirkung. Die enthaltenen Flavonglykoside sind für die Wirkung auf Herz und Kreislauf verantwortlich. Nahezu 200 im Handel befindliche Heilmittel enthalten Wirkstoffe der Arnika.

Der Tee (Zubereitung siehe Seite 12) sollte nur äußerlich verwendet werden. Er ist zum Gurgeln bei Halsentzündungen und zum Spülen des Mundes bei Mundschleimhautentzündungen sehr hilfreich. Für Umschläge den Tee noch einmal 1:1 verdünnen. Sehr viel verwendet wird bei den gleichen Indikationen auch die Arnikatinktur (Apotheke). Sie muss unbedingt verdünnt werden. Sebastian Kneipp heilte einen Sänger, der seine Stimme verloren glaubte, indem er ihn häufig mit verdünnter Arnikatinktur gurgeln ließ.

Nebenwirkungen: Von der innerlichen Anwendung von Arnika als Tee oder Tinktur rät die Kommission E wegen möglicher Nebenwirkungen ab. In der Volksheilkunde wird von guten Wirkungen auf Herz und Kreislauf berichtet. Hierfür ist Goethe wohl das prominenteste Beispiel, denn er behandelte seine Angina pectoris mit Arnikatee.

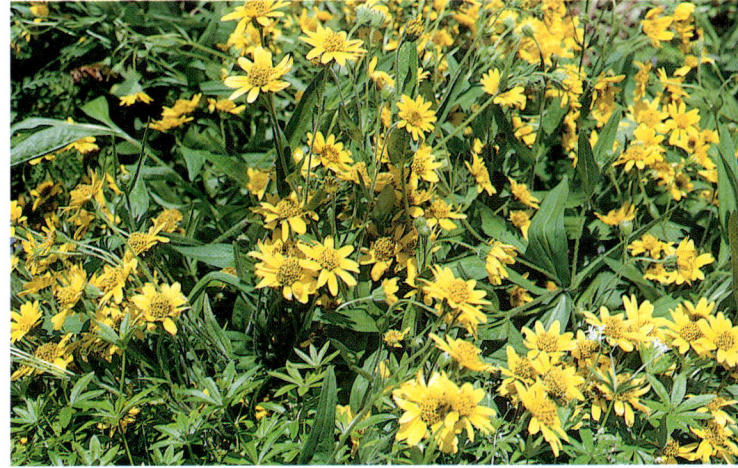

Die Arnica chamissonis stammt aus Nordamerika und ist eine Zierde für den Garten. Sie kann genauso verwendet werden wie unsere einheimische wild wachsende Arnika.

Achtung: Arnika kann Allergien auslösen.

Baldrian

Botanische Informationen, Vorkommen in der Natur

Der Baldrian *(Valeriana officinalis)*, Familie Baldriangewächse (Valerianaceae), ist mit dem Feldsalat, auch Rapunzel genannt, verwandt. Er kommt wild wachsend am Rand von Gräben, in feuchten Wiesen und an Böschungen vor. In der Natur variiert und bastardiert der Baldrian ganz ungemein. Auch der Wirkstoffgehalt der Wurzelstöcke ist sehr variabel. Deshalb sollten Baldrianpflanzen im Fachhandel gekauft werden, wenn man die Wurzeldroge selbst aufbereiten und verwenden möchte.

Anbau im Garten

• Humusreicher, nahrhafter, feuchter Boden (an trockenen Standorten starker Befall mit Blattläusen)
• Halbschatten oder Sonne
• Kann als Zierpflanze in die Staudenrabatte oder neben den Gartenteich gepflanzt werden.
• Pflanzloch mit Kompost versorgen

Ernte und Aufbereitung

Im September werden die Wurzeln gegraben und gründlich gewaschen. Durch

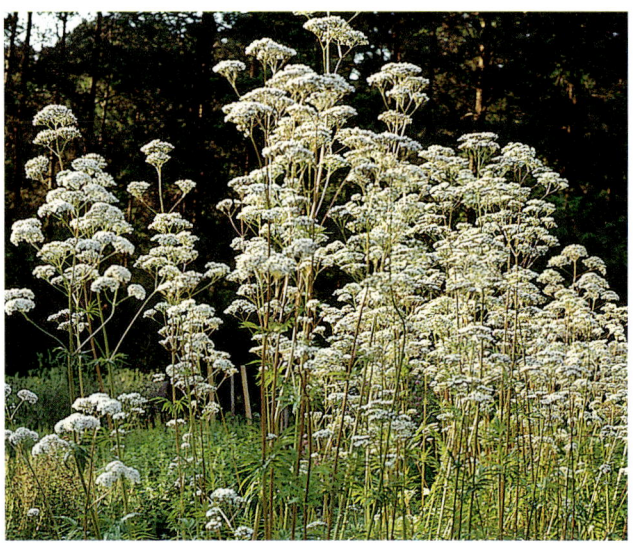

Auch wenn man den Baldrian vielleicht nicht selbst ernten und aufbereiten möchte, ist er eine attraktive Zierpflanze im Garten.

Kämmen mit einem groben Kamm wird der dichte Filz aus haarigen Würzelchen entfernt. Die Wurzeln werden mit einer Nadel auf einen kräftigen Faden aufgefädelt und an einem schattigen, luftigen Platz zum Trocknen aufgehängt. Achtung: Gewiss erhalten Sie dann Besuch von allen Katzen der Umgebung, denn während des Trocknungsvorganges entwickelt sich jener charakteristische Baldrianduft, der die Katzen ihre angeborene Würde total verlieren lässt, so dass sie sich quietschend am Boden wälzen. Die fast

trockenen Wurzeln werden mit einem scharfen Messer zerkleinert, nachgetrocknet und in einem gut verschlossenen Glas aufbewahrt.

Inhaltsstoffe, Wirkung, Verwendung

Therapeutisch wirksam ist ein Gemisch ätherischer Öle. Eine weitere Stoffgruppe sind die Valepotriate. Sie sind allerdings im Tee (Zubereitung siehe Seite 12) oder in der viel verwendeten Tinktur nicht enthalten, sondern nur in eigens aufbereiteten Medikamenten. Die wichtigsten medizini-

schen Anwendungsgebiete sind
• nervöse Erregungszustände
• nervöse Schlaflosigkeit
• nervöses Herzklopfen.
Medikamente, die auf Valepotriate standardisiert sind, besitzen eine deutliche Wirkung gegen Stress.
Zur Beachtung: Baldrian gilt als Schlafmittel. Er macht aber in der Regel nicht müde, sondern beruhigt und dämpft die körperlichen und psychischen Reizzustände mit Herzklopfen und eventuell Krämpfen im Magen-Darm-Trakt. Manche Patienten berichten, dass sie sich nach Einnahme von Baldrian angenehm erfrischt fühlen. Früher galt er als Allheilmittel (Valeriana = die Wertvolle) und wurde unter anderem gegen Pest und Übelkeit sowie gegen Hexen und Dämonen eingesetzt, die man für zahlreiche Krankheiten verantwortlich machte.

Bärlauch

Botanische Informationen, Anbau im Garten

Bärlauch (*Allium ursinum*), Familie Lauchgewächse (Alliaceae), kommt wild wachsend in lichten Laubwäldern mit feuchtem, humosem, kalkhaltigem Boden vor. Im Garten kann er an Stellen,

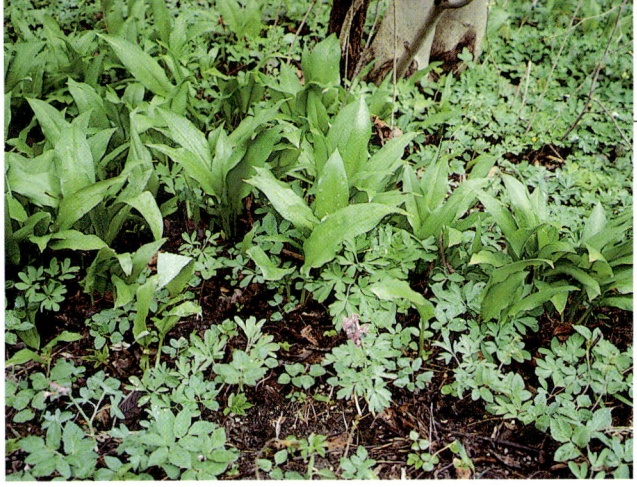

Am Wildstandort muss man sehr achtgeben, dass man den Bärlauch nicht mit den Maiglöckchenblättern verwechselt.

die seinem Wildstandort entsprechen, ausgesät werden (Samen und Zwiebelchen sind in Spezialgärtnereien erhältlich).

Wirkung, Verwendung

Er gehört zur viel gepriesenen Gattung Allium und ist daher verwandt mit Knoblauch und Zwiebel, deren „verjüngende" Wirkung mit Senkung von erhöhtem Blutdruck und erhöhtem Cholesterinspiegel unbestritten ist. Bärlauchblätter werden im Frühling frisch als Salatwürze oder zu Kräuterquark verwendet oder einfach aufs Butterbrot gestreut.

Beifuß

Botanische Informationen, Vorkommen in der Natur

Beifuß *(Artemisia vulgaris)* ist ein Korbblütler (Asteraceae). Er ist verwandt mit Estragon, Eberraute und Wermut. Wild wachsend ist er häufig in der dörflichen oder städtischen Ruderalflora (= Pflanzen, die auf ungenutztem Gelände wachsen) zu finden.

Anbau im Garten

• Im naturnahen Garten an einer sonnigen, trockenen Stelle etwas Beifußsamen ausbringen, der im August oder September am Wegrand gesammelt wurde.
• Schwere Böden sollten mit Sand gelockert werden, saure Böden mit Lavagesteinsmehl etwas aufgekalkt werden.
• Im Fachhandel gibt es vorgezogene Pflänzchen, die an einem warmen Platz eingesetzt werden.

Ernte und Aufbereitung

Die eben aufblühenden Blütchen werden vorsichtig ab-

gestreift und getrocknet. Auf dem Land hat es eine lange Tradition, die oberen Teile der Pflanze abzuschneiden und zu trocknen. Sie werden zur Zubereitung fetter Speisen, vor allem für Gänsebraten verwendet.

Inhaltsstoffe, Wirkung, Verwendung

Wie alle Mitglieder der Gattung *Artemisia* enthält Beifuß ätherische Öle und Bitterstoffe, ist also ein Amarum aromaticum. Die Blätter enthalten mehr Bitterstoffe als die Blütchen. Als Gewürz fetter Speisen

Ein typischer Standort für Beifuß ist auf stickstoffreichem Boden an der sonnigen Scheunenwand.

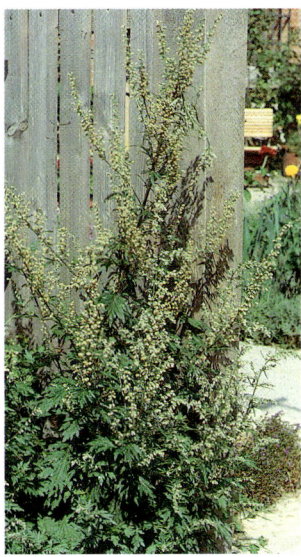

fördert er die Gallesaftproduktion und verbessert den Gallefluss (siehe Literaturverzeichnis Seite 63). Er ist ein typisches Beispiel dafür, dass Würzpflanzen oft gleichzeitig Heilpflanzen sind.

Der Tee aus dem Beifuß wird volksmedizinisch bei Magen-Darm-Störungen mit üblem Mundgeruch und stinkenden Durchfällen empfohlen (Zubereitung siehe Seite 12, nur 2 bis 5 Minuten ziehen lassen, bei längerem Auszie-

Ein schattiger Platz im Garten mit feuchtem Boden ist für Beinwell gut geeignet.

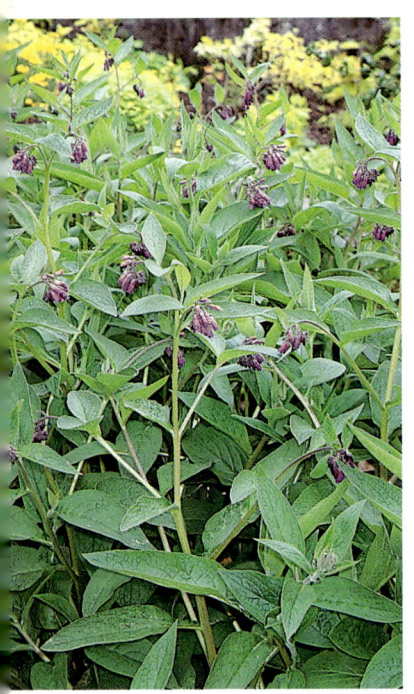

henlassen gehen zunehmend mehr Bitterstoffe in den Tee).

Auch bei häufig auftretenden Kopfschmerzen und eventuell auch bei Migräne hilft manchen Patienten eine Teekur mit dem Beifuß sehr gut: täglich 2 Tassen am Vormittag 4 bis 6 Wochen lang trinken. Dies hilft aber in der Regel nur, wenn es sich um „digestiven Kopfschmerz" handelt, also einen durch Verdauungsstörungen verursachten Kopfschmerz. Dies ist allerdings häufiger der Fall als man annimmt.

Nebenwirkungen

In der Schwangerschaft sollte der Tee nicht getrunken werden. Allergien auf Beifuß sind dann, wenn eine entsprechende Disposition vorliegt, relativ häufig.

Beinwell

Botanische Informationen, Vorkommen in der Natur

Beinwell *(Symphitum officinale)* gehört zur Familie der Raublattgewächse (Boraginaceae) und ist demnach mit dem Boretsch und dem Vergissmeinnicht verwandt. Wild wachsend kommt er in ganz Europa auf feuchten Wiesen sowie an Bach- und Grabenrändern vor. Für den Garten ist der aus

Russland stammende Komfrey *(Symphitum x uplandicum)* zu empfehlen, der bis 1,50 m hoch wird. Außerdem gibt es noch einige Arten und Sorten mit Zierpflanzencharakter.

Anbau im Garten

• Idealer Platz für die beiden medizinisch genutzten Arten: neben dem Gartenteich oder halbschattiger Beetplatz
• Pflanzloch gut mit Kompost und einem organischen Langzeitdünger versorgen
• Lässt sich leicht aus Wurzelstockablegern vermehren
• Im naturnahen Garten werden Beinwellblätter gerne zur Herstellung von Düngejauchen verwendet, die der Pflanzengesundheit nützen

Inhaltsstoffe, Wirkung, Verwendung

Der Beinwell erfreut sich in der Volksmedizin besonders hoher Wertschätzung: „Die Wurtzel zerstoßen und auf zerknirschte Glieder gelegt, heilet zu hand", schrieb Adam Lonitzer, genannt Lonicerus (1528–1586). Kaum eine andere Pflanze löste aber in der Kommission E (siehe Seite 5) so heftige Diskussionen aus. An heilsamen Inhaltsstoffen enthält sie Allantoin, Flavonoide,

Gerbstoffe und Vitamin B12, aber auch giftige Pyrrolizidinalkaloide, die leberschädigend wirken können. Deshalb empfiehlt die sehr vorsichtige Kommission E nur noch die äußere Anwendung auf intakte Haut. Das ist sehr verantwortungsbewusst, aber schade, denn gerade bei schwer heilenden, infizierten Geschwüren, wie etwa beim offenen Bein, entfaltet das Allantoin des Beinwells seine besonders segensreiche Wirkung. Es löst Wundsekrete auf und verflüssigt den Eiter, so dass diese schädlichen Stoffe ausgeleitet werden. Weiterhin wird die Granulation angeregt, das heißt die Gewebeneubildung.

Eine ganze Reihe von Zubereitungen aus der Beinwellwurzel in Form von Umschlägen und Salben sind im Fachhandel erhältlich und können vom Arzt verordnet werden.

Eine lange volksmedizinische Tradition hat die Zubereitung von Beinwellsalbe aus der geriebenen Beinwellwurzel mit Schweineschmalz (3 Stunden in 70 °C heißem Schweineschmalz ausziehen). Wegen der bereits genannten Gefahr der Leberschädigung bei Behandlung offener Wunden kann diese Salbe nur noch zur Nachbehandlung von stumpfen Verletzungen oder zum Einreiben der Gelenke bei Arthrose empfohlen werden.

Bäuerinnen loben die selbst zubereitete Beinwellsalbe sehr zur Behandlung von Euterentzündungen beim Vieh.

Birke

Botanische Informationen, Kultur

Die Birke *(Betula pendula)*, Familie Birkengewächse (Betulaceae), ist ein wunderschöner Baum, der von Natur aus vor allem auf Pionierstandorten vorkommt, die sonst kaum ein anderes Gehölz besiedeln kann. Wenn Sie sich die Heilwirkung der Birkenblätter zunutze machen wollen, muss es gut überlegt sein, ob Sie eine Birke in Ihren Garten pflanzen, denn die Birke „säuft, frisst und kämpft" wie ein Gärtner mir sagte, als ich eine Birke in unseren Garten pflanzen wollte. Das heißt, sie schickt armdicke Wurzeln weit in die Runde.

Inhaltsstoffe, Wirkung, Verwendung

Im nordischen und slawischen Kulturkreis galt sie als Allheilmittel. Hauptwirkstoffe sind die Fla-

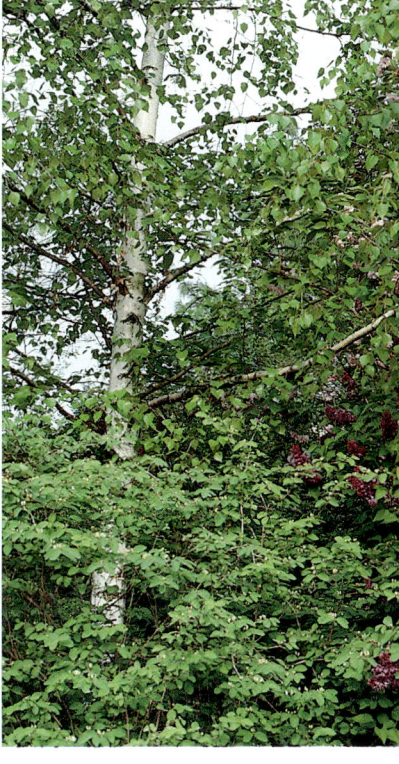

Der Schein trügt: Die sehr anmutig wirkende Birke ist ungemein konkurrenzkräftig.

vonoide. Hinzu kommen Bitterstoffe, etwas ätherisches Öl, Gerbstoffe und Saponine.

Tee aus Birkenblättern ist ein ausgezeichnetes wassertreibendes Mittel, das trotz seiner intensiven Wirkung die Nieren nicht reizt.

„Birkenteer" ist Bestandteil mancher Salben, die bei Entzündungen der Haut und Juckreiz eingesetzt werden.

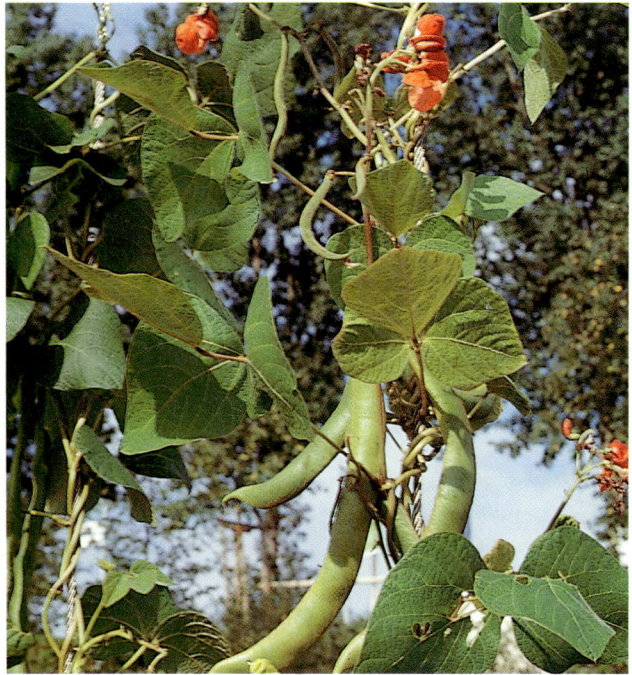

Bohnenschalen gelten seit altersher als sehr effektives Mittel zur Anregung der Nierentätigkeit.

Bohne

Botanische Informationen

Die verschiedenen Gartenbohnen *(Phaseolus vulgaris)*, Familie Schmetterlingsblütler (Fabaceae), zählen eigentlich zu den Gemüsen. Ihre getrockneten Schoten werden jedoch von der Naturheilkunde und der Schulmedizin als Heilmittel anerkannt.

Anbau im Garten

• Stangenbohnen sind Mittelzehrer, das heißt sie brauchen einen Boden mit mittlerem Nährstoffangebot.
• Der Boden muss ausreichend mit Kali, Phosphat und bei Bedarf mit Kalk versorgt sein, aber nur mäßig mit Stickstoff.
• Sonniger Platz

Inhaltsstoffe, Wirkung, Verwendung

Um die Bohne medizinisch zu nutzen, lässt man die Früchte reif werden bis sie platzen, entfernt die Kerne, zerschneidet die Schoten und trocknet sie.

Tee aus Bohnenschalen besitzt eine deutlich harntreibende Wirkung durch den Inhaltsstoff Arginin und die Flavonoide. Der Tee gilt deshalb seit altersher als Blutreinigungsmittel. Er wird vor allem verordnet, um Harngrieß und Nierensteinen vorzubeugen, aber auch bei Hautkrankheiten, die seit jeher ein Einsatzbereich von „blutreinigenden" Maßnahmen waren.

Brennnessel

Botanische Informationen, Vorkommen in der Natur und im Garten

Es gibt die recht häufige Große Brennnessel *(Urtica dioica)* und die noch viel unverschämter brennende Kleine Brennnessel *(Urtica urens)*. Beide gehören zur Familie der Brennnesselgewäche (Urticaceae) und sind Kulturfolger des Menschen seit altersher. Die Große Brennnessel wächst auf reichlich mit Pflanzennährstoffen versorgten Böden, z. B. auf Schuttplätzen, an Ufersäumen, in nährstoffreichen Auwäldern sowie an Zäunen und Gebüschrändern. Auch in einem gepflegten Garten wird sich wohl ein Platz für einen kleinen Brennnesselbestand finden lassen, z. B. neben dem Kompost, auf einer Baumscheibe oder neben einem Strauch. Die Kleine Brennnessel ist inzwischen ziemlich selten. Sie wächst vor allem an Mistplätzen oder sonstigen reichlich mit Ammoniak versorgten Orten. Die Homöopathie verwendet nur die Kleine Brennnessel für ihre Präparate. Nach dem Prinzip „Ähnliches möge mit Ähnlichem geheilt werden", wird sie vor allem gegen Nesselfieber eingesetzt.

Im Garten kommt die Kleine Brennnessel kaum vor, weshalb die folgenden Ausführungen der Großen Brennnessel gelten.

Ernte und Aufbereitung

Genutzt werden die Blätter und die Wurzeln. Die Triebe mit Blättern werden vor der Blütezeit geerntet und getrocknet. Eigene Erfahrung: Brennnesselkraut lässt sich häufig nur schwer trocknen. Es verfärbt sich leicht schwarz und ist dann wertlos. Ich schneide für die „blutreinigende" Frühjahrskur täglich pro Person etwa drei ca. 20 cm lange frische Triebe, überbrühe sie mit $1/2$ Liter kochendem Wasser, koche kurz auf und lasse den Tee 10 Minuten ziehen. Um den Geschmack zu verbessern, wird etwas Pfefferminze (frisch oder getrock-

net) zugefügt. Der Tee wird dann langsam schluckweise getrunken. Diese Kur mit dem Tee aus frischen Brennnesseln wird vier bis sechs Wochen lang durchgeführt. Wenn ich getrocknetes Brennnesselkraut benötige, kaufe ich die Droge in der Apotheke.

Die Brennnesseln werden im Sommer zurückgeschnitten. Sie treiben dann noch einmal aus, so dass im Herbst noch einmal eine solche Teekur von 4 bis 6 Wochen erfolgen kann.

Brennnesselwurzeln werden ausgegraben, gewaschen, getrocknet, klein geschnitten und in gut verschließbaren Gläsern aufbewahrt.

Inhaltsstoffe, Wirkung, Verwendung

In den Brennhaaren sind Ameisensäure und Histamin enthalten. Beide Stoffe zusammen sind verantwortlich für die Hautreizung bei Berührung. Dazu kommen Mineralsalze, vor allem Kalium, Calcium und Kieselsäure, sowie Sterine, Gerbstoffe und Carotinoide.

Seit altersher gilt die Brennnessel als besonders probates Mittel zur Blutreinigung, worunter man heute eine kräftige Anregung der Nierentätigkeit versteht. Bei der bereits beschriebenen Teekur zeigt sich eine höchst angenehme Nebenwirkung von Brennnesseltee: Man bekommt schöne, gut frisierbare, glänzende Haare, ein Ergebnis des Kieselsäuregehaltes.

Die Anwendungsgebiete und Heilanzeigen sind vielfältig:

Ein sehr typisches Bild: Auf dem nährstoffreichen Boden neben dem Kompostplatz wächst ein üppiger Brennnesselbestand.

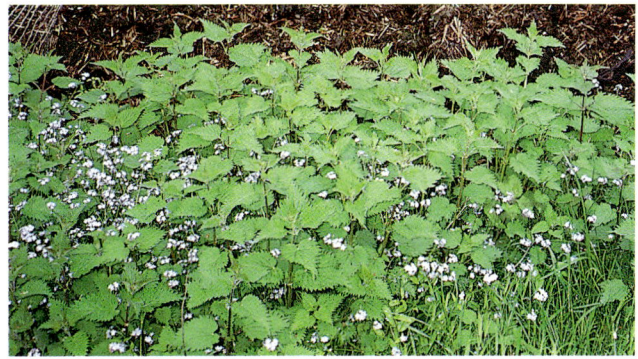

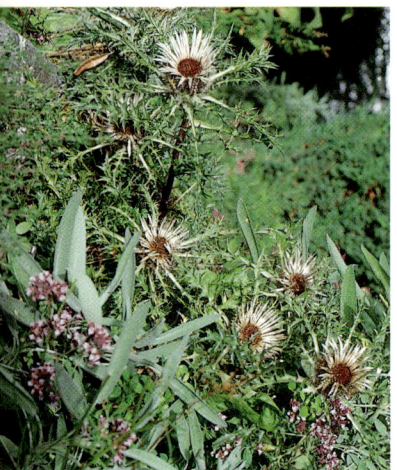

Die Eberwurz oder Silberdistel ist eine Zierde im Steingarten.

• Durchspülungstherapie, die bei verschiedenen Herzfunktionsstörungen, Hauterkrankungen, Nierenschwäche und rheumatischen Erkrankungen empfohlen wird
• Aktivierung des gesamten Körperstoffwechsels
• Ausscheidung von Harnstoff und Harnsäure, deshalb hilfreich bei Gicht, Arthrose und rheumatischen Beschwerden
• Vorbeugende Behandlung bei Neigung zu Nierengrieß
• Direkte antientzündliche Wirkung bei rheumatischen Erkrankungen
• Tee und verschiedene Medikamente aus der Wurzel bei Prostatabeschwerden. Hundebesitzern sei geraten,

junge Brennnesselblättchen fein zu zerkleinern und dem Futter beizugeben, denn bei Fleisch verzehrenden Tieren sollte die Anregung der Nierentätigkeit sehr wichtig genommen werden. Auch bei der Katze ist dies sehr zu empfehlen, aber man muss sie von Jugend an daran gewöhnen.

Eberwurz, Silberdistel

Allgemeine Informationen, Anbau im Garten, Verwendung

Früher war die Eberwurz *(Carlina acaulis)*, Familie Korbblütler (Asteraceae) eine hoch geschätzte Heilpflanze. Im Steingarten und auf der Kräuterspirale ist sie eine wahre Zierde. Wild wachsend steht sie unter Naturschutz.
Für Tee wurden früher die Wurzeln verwendet, die auch heute noch in manchen volksheilkundlichen Arzneien mit tonisierender Wirkung auf Magen, Leber und Galle enthalten sind, z. B. im „Schwedenbitter". Die traditionelle Heilkunde berichtet, dass die Eberwurz gegen Pestilenz und Wassersucht hilft und „ganz gewaltig" den Harn treibt. Sie wurde auch gegen Bandwürmer verwendet.

Efeu

Botanische Informationen, Verwendung im Garten

Der Efeu *(Hedera helix)*, Familie Araliengewächse (Araliaceae), ist eine Kletterpflanze, mit der man kahle Wände begrünen kann. Auch an Baumstämmen klettert er hinauf, ist aber kein Schmarotzer, der sich Nahrung aus den Bäumen holt. Für den Garten gibt es zahlreiche Zierformen, aber nur die ursprüngliche Wildform ist für medizinische Zwecke geeignet.

Inhaltsstoffe, Wirkung, Verwendung

Die Blätter enthalten Saponine, die gegenüber Pilzen und Bakterien eine anti-

Efeu ist eine ausdrucksstarke Kletterpflanze, aber auch ein altbewährtes Hustenmittel.

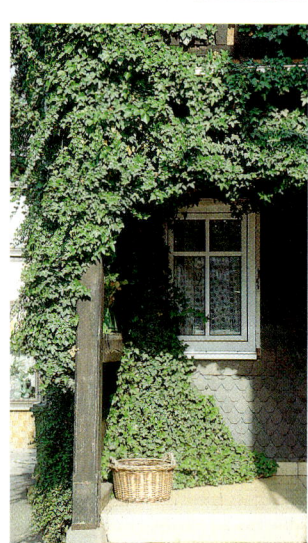

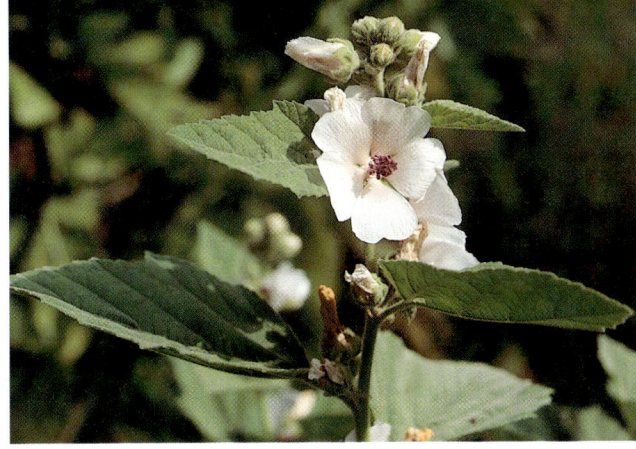

Eibisch hat eine lange volksmedizinische Tradition als Hustenmittel, aber auch die moderne Pflanzenheilkunde schätzt die bewährte Schleimdroge.

biotische Wirkung ausüben. Efeu ist Bestandteil verschiedener Medikamente gegen krampfartigen Reizhusten und Keuchhusten. Volksmedizinisch hat auch der Tee aus getrockneten Blättern eine lange Tradition. Er darf keinesfalls überdosiert werden (2 bis 3 Tassen täglich bis die Symptome abgeklungen sind). Über die Frage, ob Efeu zur Selbstmedikation geeignet ist, besteht in Fachkreisen keine Einigkeit. Efeu ist giftig, also ist Vorsicht angezeigt!

Eibisch

Botanische Informationen

Der Eibisch *(Althaea officinalis)* ist eine altehrwürdige Kloster- und Bauerngartenpflanze, aber auch in den modernen Garten passt er mit seiner aparten Erscheinung sehr gut. Er ist ein Mal-

vengewächs (Malvaceae). Aus dieser botanischen Familie werden seit altersher Hustenmittel gewonnen, aber auch bei gereizter Magenschleimhaut werden verschiedene Malven eingesetzt (siehe S. 46 f.).

Anbau im Garten

• Sonniger Platz, auf dem er frei stehen kann und nicht von anderen Pflanzen bedrängt wird
• Boden eher feucht, nicht sauer
• Pflanzloch mit Hornspänen und Lavagesteinsmehl versorgen

Ernte und Aufbereitung

Verwendet werden vor allem die sehr schleimhaltigen Wurzeln. Das Trocknen muss mit größter Sorgfalt erfolgen. Vielleicht sollte man es am besten Fachleuten überlassen und die Droge in der

Apotheke kaufen. Blätter und Blüten jung pflücken und rasch trocknen.

Inhaltsstoffe, Wirkung, Verwendung

Im Vordergrund steht der hohe Schleimgehalt. Blätter und Blüten haben weniger Schleim, aber etwas ätherisches Öl. Bei trockenem Reizhusten und chronischer Bronchitis werden die quälenden Symptome gelindert, ebenfalls bei gereizter Magenschleimhaut. Zubereitung von Tee aus Wurzeln oder Blättern und Blüten: 1 Teelöffel Wurzeldroge oder 1 Esslöffel Blattdroge mit 1 Tasse kaltem Wasser übergießen, ein bis zwei Stunden stehen lassen, mehrmals umrühren, abgießen, leicht anwärmen, mehrmals am Tag 1 Tasse langsam trinken.

Eiche

Botanische Informationen

Die zwei medizinisch genutzten Arten sind die Sommereiche *(Quercus robur)* und die Wintereiche *(Quercus petraea)*, Familie Buchengewächse (Fagaceae). Wer ein großes Grundstück besitzt kann vielleicht eine Eiche darauf unterbringen. Wahrscheinlich wird aber der Besitzer einer Eiche nicht

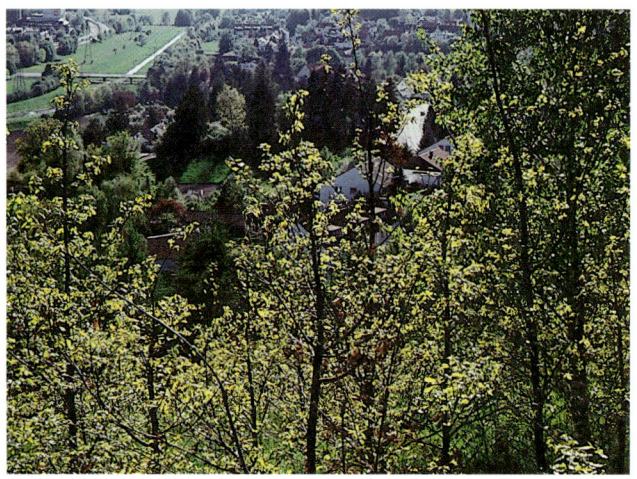

Eichenrinde wird für medizinische Zwecke von jungen Eichentrieben gewonnen.

die jungen Äste schälen, um die Droge zu erhalten, sondern dies Fachleuten überlassen.

Inhaltsstoffe, Wirkung, Verwendung

Eichenrinde ist die wohl wichtigste Gerbstoffdroge. Gerbstoffe wirken zusammenziehend (astringierend) und entzündungswidrig sowie stopfend bei Durchfällen. Hieraus ergeben sich außerordentlich viele Heilanzeigen: Gurgeln und Spülen bei Hals- und Zahnfleischentzündung, Behandlung von nässenden Ekzemen, Verbrennungen und offenen Beingeschwüren mit Aufschlägen, Trinken des Tees bei Durchfall (Vorsicht, man-

che Menschen vertragen Gerbstoffe schlecht). Der Tee wird kalt angesetzt: ein bis zwei Teelöffel geschnittene Eichenrinde mit ¼ Liter kaltem Wasser übergießen, zum Sieden erhitzen, drei bis fünf Minuten kochen, absieben, lauwarm anwenden.

Engelwurz

Botanische Informationen

Die Echte Engelwurz, auch Erzengelwurz *(Angelica archangelica)* genannt, gehört zur Familie der Doldenblütler (Apiaceae) und kommt wild wachsend ziemlich selten an Flussufern und Gräben auf nassen, nährstoffreichen Standorten vor.

Anbau im Garten

• Riesenpflanze, die viel Platz braucht
• Stirbt nach zwei bis vier Jahren ab, hat sich bis dahin vielleicht selbst ausgesät, Jungpflänzchen weiterkultivieren oder
• Samen im September aussäen, Pflänzchen gehen im Frühling auf
• Idealer Platz neben dem Gartenteich oder im Beet mit nahrhaftem Boden
• Im Beet reichlich gießen

Inhaltsstoffe, Wirkung, Verwendung

Engelwurz ist ein Amarum aromaticum, also ein Bittermittel mit ätherischem Öl. Medizinisch verwendet wird vor allem die Wurzel,

In einem Kräuterbeet bildet die Engelwurz eine prägende Leitform.

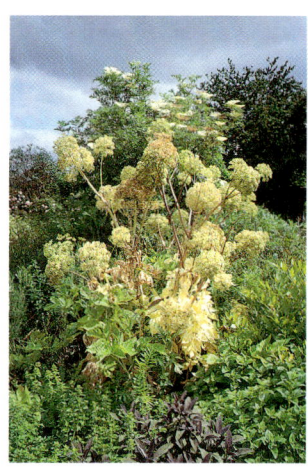

die sehr sorgfältig getrocknet und aufbewahrt werden muss. Auch die kandierten Stengel der Engelwurz sind sehr zu empfehlen. Man verwendet sie und den beim Kandieren entstehenden Saft zum Süßen von Husten- oder Magentee.

Die Wurzel der Engelwurz ist Bestandteil mancher Arzneien und mancher Teemischungen zur Behandlung von Magen-, Leber- oder Gallekrankheiten. Sie heißt im Volksmund auch Brustwurz und ist Bestandteil mancher Hustenteemischungen.

Vorsicht, die Pflanze wirkt photosensibilisierend! (= Empfindlichkeit gegen Sonnenbestrahlung).

Erdbeere

Botanische Informationen, Anbau im Garten

Gemeint ist hier die Walderdbeere *(Fragaria vesca)*, Familie Rosengewächse (Rosaceae). Im naturnahen Garten bildet sie einen wunderschönen Bodendecker an sonnigen bis halbschattigen Stellen, z. B. an Wegrändern.

Inhaltsstoffe, Wirkung, Verwendung

Erdbeerblätter enthalten vor allem Gerbstoffe. Wem

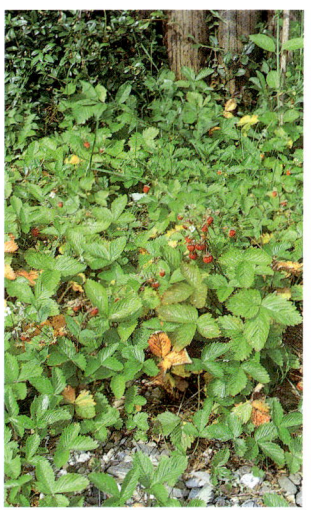

Mit Walderdbeeren am Rand wird jeder Gartenweg zum „Naschpfad".

es auf diese Gerbstoffe ankommt, sollte die Blätter im Sommer ernten und trocknen. Erdbeerblätter sind aber auch beliebter Bestandteil verschiedener Hausteemischungen, das heißt, von Tee, den man gegen Durst oder zum Abendessen trinkt. In solchen Fällen werden vor allem die jungen Blätter im Frühling genommen. Wie bei anderen Gerbstoffdrogen auch, wird Tee aus Erdbeerblättern zum Gurgeln bei Entzündungen im Mund und Rachen verwendet. Auch Magen-Darm-Störungen, vor allem Durchfälle, sind ein wichtiger Einsatzbereich. Erdbeerblätter gehören zu

den eher milden Gerbstoffdrogen.

Fenchel

Botanische Informationen

Der Fenchel *(Foeniculum vulgare)* gehört zur Familie der Doldenblütler (Apiaceae) und stammt aus dem Mittelmeergebiet. Dort werden die Pflanzen bis gut 2m hoch und stehen oft am Straßenrand.

Als Gewürzpflanze wird *Foeniculum vulgare* var. *dulce* angebaut, dessen Früchte auch ideal für Kindertee sind.

Vom sehr bekömmlichen kalorienarmen Gemüsefenchel *(Foeniculum vulgare* var. *azoricum)* werden die zwiebelartig verdickten Blattscheiden verzehrt.

Anbau im Garten für Gewürz- und Arzneifenchel

• Zweijährig oder auch mehrjährig kultivierbar

• Große Pflanze, die viel Platz braucht

• Sonniger, warmer Standort, sonst reifen die Früchte nicht aus

• Boden kalkhaltig, nährstoffreich, tiefgründig durchlässig, Wurzelbereich darf nicht austrocknen

• Aussaat im Frühling, im zweiten Jahr 50 cm Abstand von Pflanze zu Pflanze

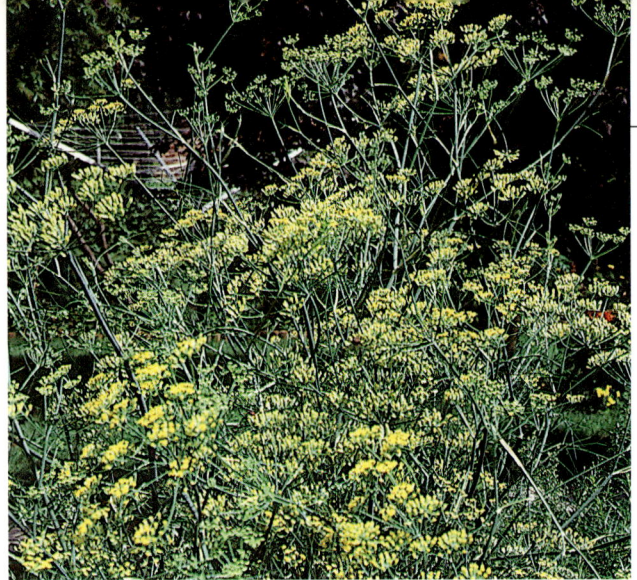

Süßer Fenchel hat große Früchte und ist zum Würzen sowie für Kindertee zu empfehlen.

• Im Herbst zurückschneiden, mit Reisig schützen

Ernte und Aufbereitung
Geerntet werden die reifen Dolden: Nachtrocknen und Samen abschütteln oder abrebeln.

Inhaltsstoffe, Wirkung, Verwendung
Hauptwirkstoffe sind die ätherischen Öle trans-Anethol und Fenchon. Fenchel als Tee wirkt schleimlösend bei festsitzendem Husten: Ein gehäufter Teelöffel zerdrückte Fenchelfrüchte mit 1/4 Liter kochendem Wasser übergießen, 10 Minuten ziehen lassen, absieben.
Fencheltee ist auch ein gut wirksames Karminativum und wirkt krampflösend im Verdauungstrakt. Die ätherischen Öle des Fenchels sind Bestandteile zahlreicher Medikamente gegen Husten und verschiedene Verdauungsbeschwerden.

Frauenmantel

Botanische Informationen, Vorkommen
Der Frauenmantel *(Alchemilla vulgaris)* gehört zur Familie der Rosengewächse (Rosaceae). Das hübsche Pflänzchen wächst auf eher feuchten Wiesen, auch im schwach gedüngten naturnahen Gartenrasen. Es kann im Rasen oder am Beetrand angesiedelt werden.

Inhaltsstoffe, Verwendung
Frauenmantel enthält etwas Gerbstoffe, Bitterstoffe und

wenig ätherisches Öl. Der schulmedizinisch ausgerichteten Phytotherapie ist das etwas zu dürftig. Die Volksmedizin hingegen ist voll des Lobes. Die Blätter des Frauenmantels erinnerten die Namensgeber wohl an einen eleganten Frauenumhang. Hier spielt sicher die Signaturenlehre mit, die besagt, dass eine Pflanze durch ihr Aussehen anzeigt, wofür oder wogegen sie hilft. In der Anthroposophischen Medizin spricht man hierbei von „Gestalt" als Ausdruck eines geistigen Prinzips. In diesem Fall soll wohl die Frau in einen schützenden, heilsamen Mantel gehüllt werden,

Frauenmantel ist als Beetrandbepflanzung und für Teemischungen zu empfehlen.

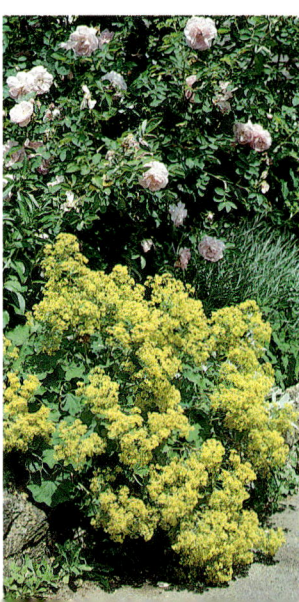

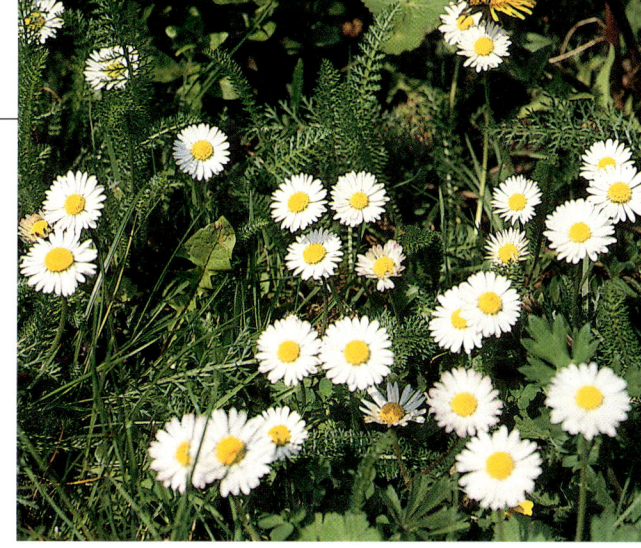

wenn sie unter schmerzhaften Blutungen leidet. Der Tee wird volksmedizinisch bei zu schwacher oder unregelmäßiger oder schmerzhafter Menstruation empfohlen und zwar innerlich, aber auch äußerlich für Waschungen oder Sitzbäder. Gerne wird der Tee mit Kamille, Schafgarbe und Gänsefingerkraut gemischt.

Naturnaher Rasen mit Gänseblümchen und Schafgarbenblättern.

Gänseblümchen

Botanische Informationen, Vorkommen
Wohl in jedem einigermaßen naturbelassenen Rasen wächst das Gänseblümchen *(Bellis perennis)* aus der Familie der Korbblütler (Asteraceae).

Inhaltsstoffe, Wirkung, Verwendung
Am wichtigsten sind die Saponine. Hinzu kommen Bitterstoffe, Gerbstoffe, etwas ätherisches Öl und Flavonoide.

Gesammelt und getrocknet werden Blätter und Blüten um die Sommersonnenwende. Man kann aber auch fast während der ganzen Vegetationszeit die frischen Blättchen pflücken und zum Salat mischen.

Die Schulmedizin verwendet das Gänseblümchen nicht. Die traditionelle Volksmedizin äußert sich überschwenglich zu den vielfältigen Heilwirkungen. Die heutige Volksmedizin verwendet den Tee als Magen-, Galle- und Lebermittel sowie zur allgemeinen Stoffwechselanregung. Auch zum Betupfen von Hautausschlägen oder für Umschläge wird der Tee verwendet.

Gänsefingerkraut

Botanische Informationen, Vorkommen
Das Gänsefingerkraut *(Potentilla anserina)* ist ein Rosengewächs (Rosaceae). Sein Name kommt daher, dass die kriechende, gelb blühende Pflanze am liebsten auf dem Weideland der Gänse wächst, dem traditionellen „Gänsanger". Aber auch andere Arten von ungenütztem Land sind typische Standorte, vor allem Wegränder. Ich habe das

Gänsefingerkraut kann im Garten angesiedelt werden, aber Vorsicht, es wuchert sehr.

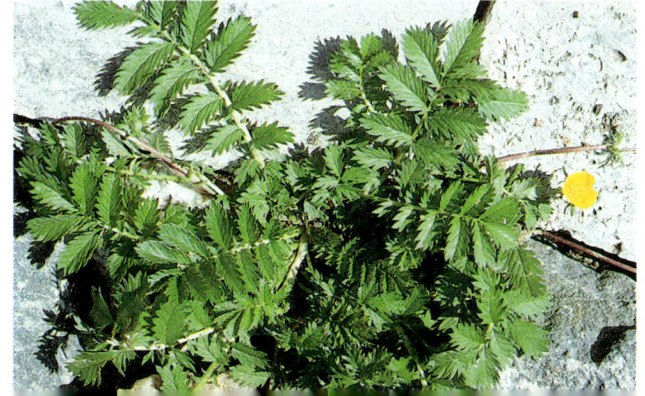

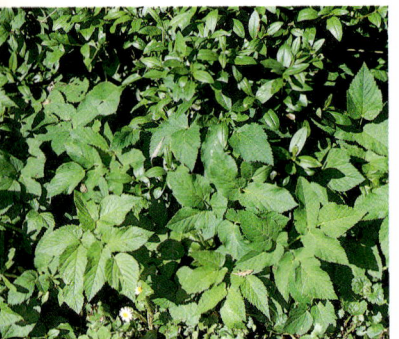

Kein erfreulicher Anblick im Garten: heftig wuchernder Giersch!

Pflänzchen im Garten auf einer steinigen Freifläche mit magerem Boden angesiedelt zum ehrenden Gedenken an Sebastian Kneipp, der die Pflanze „Anserine" nannte.

Inhaltsstoffe, Wirkung, Verwendung

Bekannte Inhaltsstoffe sind Gerbstoffe, Bitterstoffe und Flavonoide. Die traditionelle Volksmedizin lobt das Kräutlein ganz außerordentlich bei schmerzhaften Menstruationsbeschwerden. Kneipp sagte: „Keine Familienmutter soll es unterlassen, einen hinlänglichen Vorrat solchen Krautes zu sammeln und zu trocknen. Sie weiß selbst zu beurteilen, wie schmerzhaft solche häufig vorkommenden Krampfanfälle sind und wie es noch größeren Schmerz bereitet,

Angehörige leiden zu sehen, ohne helfen zu können." Dreimal am Tag soll nach Kneipp bei Unterleibskrämpfen eine recht warme Milch getrunken werden, in der „so viel Anserinenkraut wie man mit drei Fingern fassen kann, wie zu einem Tee abgebrüht wurde".

Giersch

Botanische Informationen, Vorkommen, Heilwirkung, Verwendung

Zahlreiche Volksnamen hat der Giersch *(Aegopodium podagraria)*, Familie Doldenblütler (Apiaceae). Selbst wohlwollende Ökogärtner, denen das Wort „Unkraut" nur schwer über die Lippen geht, verlieren beim Giersch die Toleranz. Keine Frage, gegen ihn muss etwas unternommen werden, sonst geht der Spaß am Garten verloren. Häufiges Jäten ist wirk-

sam, vor allem im Herbst, denn „im Frühling ist der Giersch ein starker Jüngling, im Herbst ein schwacher Greis", sagte mir ein Gärtner. Sein Artname „podagraria" zeigt, dass er früher gegen die Gicht = Podagra eingesetzt wurde. Frische Blättchen, klein geschnitten in den Salat gemischt, eignen sich zu einer „blutreinigenden" Frühjahrskur. Stellen Sie sich vor: In England können Sie Giersch mit panaschierten Blättern als Zierpflanze kaufen.

Heckenrose, Hagebutte

Botanische Informationen

Von einigen der ca. 30 in Mitteleuropa wild wachsenden Rosenarten (Fam. Rosaceae), z. B. von der Heckenrose *(Rosa canina)* und der Alpen-Heckenrose *(Rosa pendulina)* werden die leuchtend

Einige Überwindung kostet es, die Hagebutten zu ernten, aufzuschneiden, die Kernchen zu entfernen und zu trocknen. Oder doch lieber den Tee kaufen?

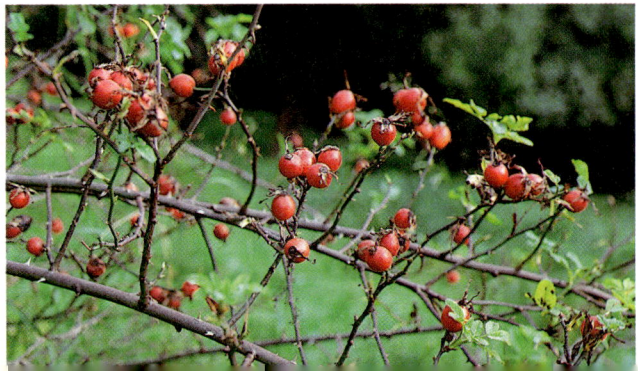

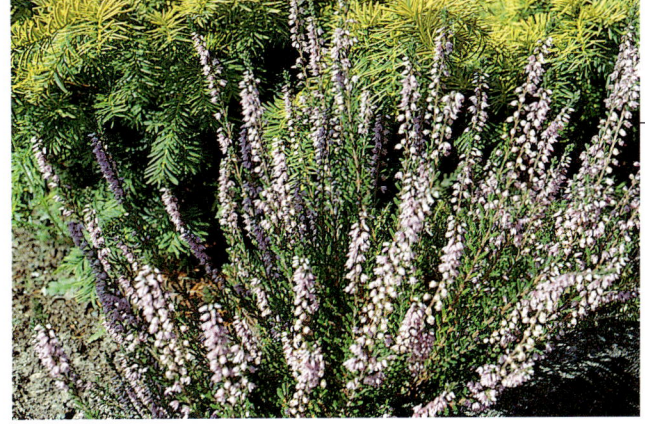

Die traditionelle Volksmedizin schätzt das Heidekraut zur Blutreinigung.

roten Früchte medizinisch verwendet.

Dem Trend zum naturnahen Garten ist es zu verdanken, dass diese Wildrosen auch in Gärtnereien angeboten werden. In unserem eigenen Garten siedelte sich, wohl mit Hilfe eines freundlichen Vogels, von selbst eine reichblühende und reichlich fruchttragende Heckenrose an.

Ernte und Aufbereitung

Im Herbst werden die vollreifen Früchte gesammelt. Zum Trocknen schneidet man die Früchte auf und wenn man die Droge ohne Kernchen wünscht, muss man diese herausschaben. Vorsicht, dass Sie die in der Frucht befindlichen Härchen nicht mit weicheren Hautstellen Ihres Körpers in Berührung bringen, denn sie erzeugen ein ganz unverschämtes Jucken und Brennen. Das Trocknen muss recht rasch erfolgen,

am besten bei künstlicher Wärme bis ca. 40 °C. Die getrockneten Schalen müssen in gut verschließbaren Gefäßen dunkel aufbewahrt werden, weil sonst die Inhaltsstoffe verloren gehen.

Inhaltsstoffe, Wirkung, Verwendung

Wichtigster Inhaltsstoff ist das Vitamin C (bis zu 1,7%, zum Vergleich: Ein Apfel mit hohem Vitamingehalt hat 0,02% Vitamin C). Dazu kommen weitere Vitamine: Provitamin A, B1, B2, K, P, Carotinoide, Fruchtsäuren und Flavonoide.

Vor allem in Erkältungszeiten ist Hagebuttentee bei Infektionen und Fieber eine sehr heilsame Wohltat. Normalerweise nimmt der Vitamin-C-Gehalt in heißem Tee recht rasch ab, aber in der Hagebutte liegt dieses Vitamin in einer gut haltbaren Form vor, so dass es einige Stunden erhalten bleibt.

Für die Teezubereitung von Hagebuttentee gibt es unterschiedliche Angaben. Folgende ist empfehlenswert: zwei Teelöffel zerkleinerte Hagebutten mit 1/4 Liter kaltem Wasser übergießen, zum Sieden erhitzen, 15 Minuten ziehen lassen. Eine Teemischung von Hagebutten mit Holunderblüten oder Lindenblüten aktiviert das Immunsystem, gleiche Zubereitung wie eben angegeben.

Heidekraut

Botanische Informationen, Kultur im Garten

Gemeint ist hier die Besenheide *(Calluna vulgaris)*, Familie Heidekrautgewächse (Ericaceae). Im Trend des naturnahen Gartens wird auch diese Wildform des Heidekrauts oft auf sauren Böden als Zierpflanze kultiviert.

Wirkung, Verwendung

Die mittelalterlichen Kräuterbücher sind voll des Lobes, welch ein „vürtrefflich artzenei" der Tee zur Blutreinigung bei Gicht und Rheuma, bei Ekzemen und bei Blasen- und Nierensteinen sei. Sebastian Kneipp führte die in Vergessenheit geratene Heilpflanze wieder in die Volksmedizin ein.

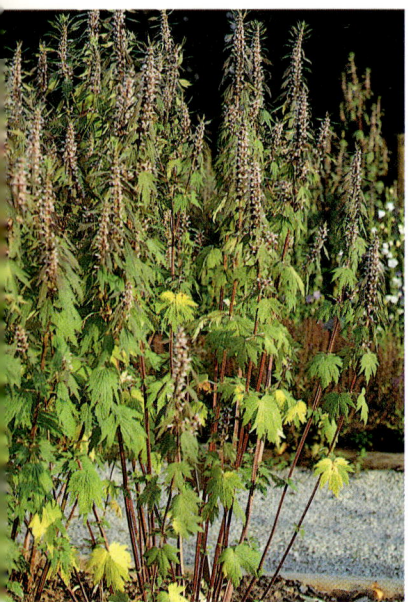

Herzgespann wird selten in den Garten gepflanzt und das ist schade.

Herzgespann

Botanische Informationen, Vorkommen

Wildwachsend kommt das Herzgespann *(Leonurus cardiaca)*, Familie Lippenblütler (Lamiaceae), in der dörflichen Ruderalflora (= Pflanzen auf ungenutztem Land), an Bahndämmen oder Straßenrändern vor. Wegen ihrer Seltenheit steht die Pflanze unter Naturschutz. Ihr Hauptverbreitungsgebiet reicht von Osteuropa bis Mittelasien. Das Herzgespann wird auch Löwenschwanz (= Leonurus) genannt und ist eine hochwachsende, ausdauernde, sehr robuste Staude.

Anbau im Garten

In Spezialgärtnereien gibt es Pflanzen oder Samen für den Garten zu kaufen.
• Nährstoffreicher, lockerer Boden
• Sonniger Platz am Gehölzsaum, am Zaun oder neben einer Mauer

Ernte und Aufbereitung

Die Pflanzen werden zur Blütezeit geerntet, zu Sträußen gebunden und getrocknet. Die unteren derben Teile werden nicht genommen. Die getrockneten Pflanzen werden zerkleinert und in gut verschließbaren Gefäßen aufbewahrt.

Inhaltsstoffe, Wirkung, Verwendung

Die Droge enthält Bitterstoff, ätherisches Öl, Gerbstoffe, Flavonoide, herzwirksame Glykoside und ein Alkaloid. Verwendet wird der Tee, aber auch manche Fertigarzneien enthalten Auszüge aus dem Herzgespann. Die Tagesdosis von 4,5 g der Droge sollte vorsichtshalber nicht überschritten werden. Der Tee darf nur aus der getrockneten Pflanze zubereitet werden. Von Nebenwirkungen in Form von Übelkeit wird nur bei Verwendung der frischen Pflanze für den Tee berichtet.

Ein wichtiger Einsatzbereich sind nervöse Herzbeschwerden, vor allem dann, wenn sie aufgrund einer Schilddrüsenüberfunktion auftreten.

Hirtentäschelkraut

Botanische Informationen, Vorkommen, Verwendung

Das Hirtentäschelkraut *(Capsella bursa pastoris)*, Familie Kreuzblütler (Brassicaceae), ist ein unscheinbares Wildkraut, das in Gärten vor allem an Wegrändern und oft auch in Pflasterfugen wächst. Die wissenschaftliche Pflanzenheilkunde ist mangels anerkannter Inhaltsstoffe recht zurückhal-

Kinder naschen beim Vater-Mutter-Kind-Spiel gerne die dreieckigen Früchte des Hirtentäschelkrauts.

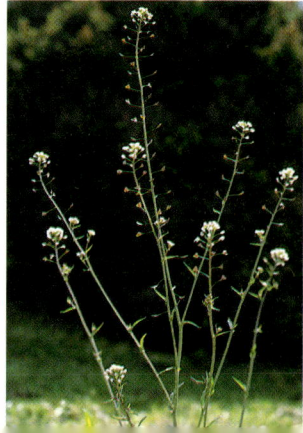

tend. Volksmedizinisch wird der Tee aus dem getrockneten Kraut (Zubereitung siehe Seite 12) sehr geschätzt bei zu starken Unterleibsblutungen und ist oftmals Bestandteil von Teemischungen zur Blutreinigung.

Holunder

Botanische Informationen, Vorkommen

Der Holunder *(Sambucus nigra)* gehört zur Familie der Geißblattgewächse (Caprifoliaceae). Alle Geißblattgewächse sind mehr oder weniger giftig und das gilt auch für den Holunder. Seine Beeren sollten nicht roh verzehrt werden. Wildwachsend ist er in Gebüschsäumen weit verbreitet. Auf Bauernhöfen siedelt er sich von selbst bevorzugt an der Haus- oder Scheunenwand an. In der Natur kommt noch der nahe verwandte Attich *(Sambucus ebulos)* vor, auch Zwerg- oder Giftholunder genannt. Seine tiefschwarzen Beeren sollten auf keinen Fall gegessen werden, weil sie Erbrechen und Durchfall hervorrufen. Der Trauben- oder Bergholunder *(Sambucus racemosa)* wächst in lichten Wäldern oder an Wegrändern vor allem im Bergland. In seinen Verbreitungsgebie-

ten geht er bisweilen auch in Gärten von selbst auf. Seine korallenroten Beeren können zu Mus oder Saft verarbeitet werden, wobei man die Kernchen entfernen sollte.

Anbau des medizinisch genutzten Holunders im Garten

- Holunder ist ein sehr abgasfester Strauch
- Idealer Platz neben dem Kompost
- Wenn ihn kein Vogel ansät, ist eine der ertragreichen Kultursorten zu empfehlen, die in Spezialgärtnereien angeboten werden
- Machen Sie sich nichts aus den Läusen, sie verschwinden im Hochsommer
- Pflege ist überflüssig, wenn nötig beschneiden

Ernte und Aufbereitung

Wer selbst die Blüten sammeln und trocknen möchte, sollte unbedingt darauf achten, dass nicht an einem regnerischen Tag gesammelt werden darf und dass der Morgentau abgetrocknet sein muss.

Holunderbeeren sollten, wie schon erwähnt, nicht roh gegessen werden, weil sie vor allem bei Kindern Übelkeit und Erbrechen hervorrufen können. Das Gleiche gilt für den Saft aus rohen Beeren. Saft, Mus und Gelee aus gekochten Beeren sind hingegen sehr zu empfehlen.

Inhaltsstoffe, Wirkung, Verwendung

Die wichtigsten Inhaltsstoffe sind schweißtreibende Glykoside, Flavonoide, ätheri-

Der Holunder gilt traditionsgemäß als „Hausapotheke des deutschen Bauern".

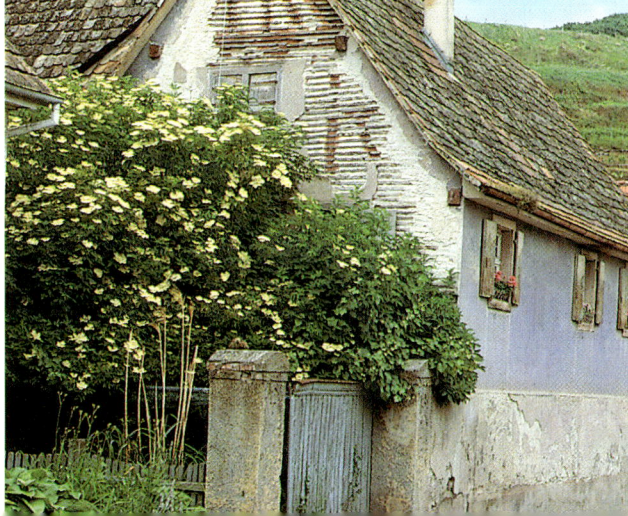

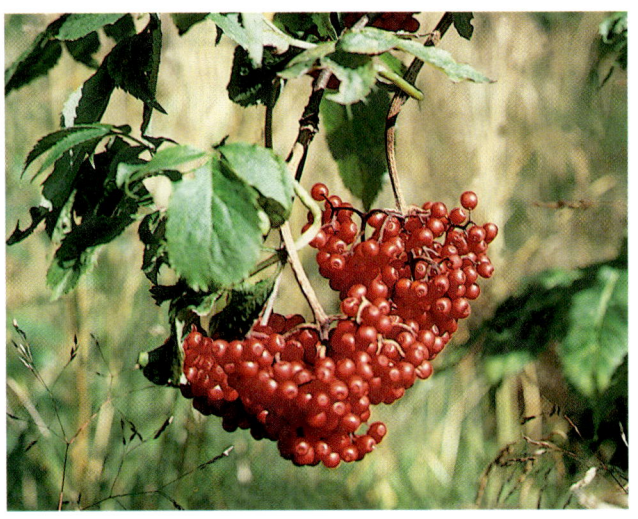

Volksmedizinisch werden die Beeren des Traubenholunders zu Saft verarbeitet, der bei Erkältungen getrunken wird.

sche Öle, Gerbstoffe und Schleimstoffe. Hauptanwendungsgebiete sind Katarrhe der Atemwege und trockener Reizhusten. Holunderblütentee und Holundersaft aktivieren die körpereigenen Abwehrkräfte. Empfehlenswert ist es, den Holunderblütentee „kurmäßig" (siehe Seite 15) anzuwenden, am besten einmal im Herbst und einmal im Frühjahr. Erfahrungsgemäß wird dadurch nicht nur das Immunsystem aktiviert, sondern es bessern sich häufig auch Beschwerden, die durch Arthrose, Rheuma oder Gicht verursacht sind.
Wenn der Holunder im Garten blüht, pro Person drei

frische Dolden abschneiden, mit ½ Liter Wasser überbrühen, kurz aufkochen, nach 10 Minuten abgießen, mit Honig gesüßt trinken. Alle unangenehmen Nachwirkungen des Winters lösen sich in Luft auf.
Der volksmedizinisch hoch geschätzte Tee aus den Blättern oder der Rinde wirkt stark entwässernd. Hierbei kommt es gelegentlich zu Magen- und Darmreizungen.

Hopfen

Botanische Informationen, Kultur

Der Hopfen *(Humulus lupulus)*, Familie Hanfgewächse (Cannabinaceae), kommt wild wachsend als Liane in Flussauen vor. Er ist zweihäusig, das heißt es gibt weibliche und männliche Pflanzen. Medizinisch und auch zur Bierherstellung sind aber nur die weiblichen Pflanzen interessant.
Im Garten braucht Hopfen eine Kletterhilfe. Hopfen braucht tiefgründigen und lockeren Boden. Das Pflanzloch wird mit Kompost und einem organischen Volldünger versorgt.

Inhaltsstoffe, Wirkung, Verwendung

Die weiblichen Blütenstände (= Hopfenzapfen) enthalten in ihren gelblichen Drüsen

Eine weibliche Hopfenpflanze mit ihren für Bier und Tee zu verwendenden „Hopfenzapfen".

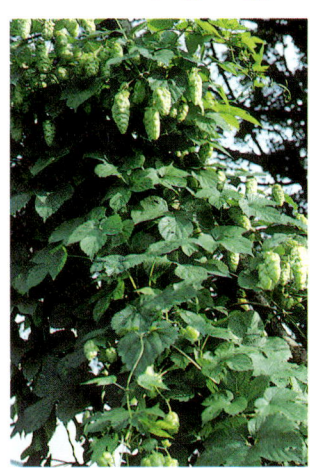

ätherische Öle, Bitterstoffe, Flavonoide und die hopfenspezifischen Stoffe Humulon und Lupulon.

Tee aus Hopfenzapfen (Zubereitung siehe Seite 12, 15 Minuten ziehen lassen) hilft gegen nervöse Unruhe, Schlafstörungen und leichte Depressionen. Zahlreiche beruhigend wirkende Medikamente enthalten Wirkstoffe aus dem Hopfen, oftmals gemischt mit Baldrian. Sehr interessant ist auch der Gehalt des Hopfens an pflanzlichen Hormonen, die den Östrogenen entsprechen. Deshalb werden Medikamente mit Inhaltsstoffen des Hopfens auch bei Neurosen der Männer mit sexueller Überreiztheit gegeben.

Huflattich

Botanische Informationen, Vorkommen in der Natur und im Garten

Wild wachsend ist Huflattich (*Tussilago farfara*), Familie Korbblütler (Asteraceae), eine Pionierpflanze an Ufern, Waldwegen und auf Steinbruchhalden. Falls Ihr Boden aus zähem, kalkhaltigem Lehm besteht, wächst in Ihrem Garten vielleicht der Huflattich als Wildpflanze. Ein solcher Boden ist für den Garten nicht wünschenswert.

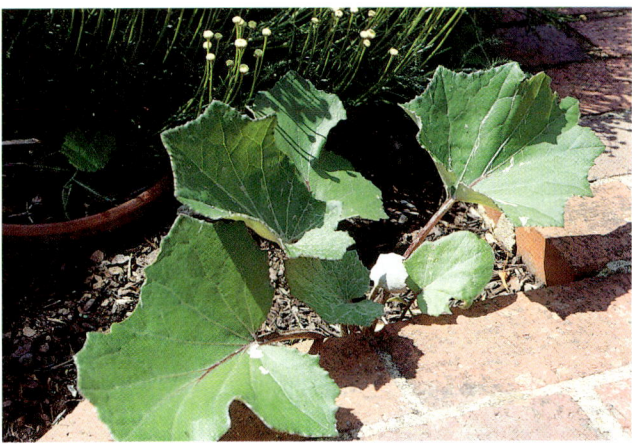

Huflattich im Gartenbeet ist ein Zeichen für schweren, zur Verfestigung neigenden Boden.

Inhaltsstoffe, Wirkung, Verwendung

Volksmedizinisch wurden seit jeher die Blütenköpfchen im Vorfrühling gesammelt, aber mehr heilsame Inhaltsstoffe sind in den Blättern enthalten. Dies sind Schleimstoffe, Bitterstoffe, Gerbstoffe und Pyrrolizidinalkaloide. Diese letztgenannte Stoffgruppe ist im Tierversuch leberschädigend. Deshalb hielt die Kommission E eine längerfristige Anwendung bei Bronchitis nicht für vertretbar. In der Apotheke wird inzwischen eine pyrrolizidinfreie Droge angeboten. Sie hilft gut bei trockenem Reizhusten. Weitere Untersuchungen werden das Wirkspektrum aufzeigen.

Johanniskraut

Botanische Informationen, Vorkommen

Wild wachsend kommt Johanniskraut (*Hypericum perforatum*), Familie Clusiaceen (Clusiaceae), an Weg- und Straßenrändern, Abhängen, Feldrainen und Gebüschrändern vor. Das Umfeld mancher Bahnhöfe ist im Hochsommer leuchtend gelb von Johanniskraut. Wenn man einige Blüten zwischen den Fingern zerreibt, werden die Finger rot. Gegen das Licht gehalten, sehen die Blätter aus als seien sie durchlöchert, daher der wissenschaftliche Artname „perforatum".

Anbau im Garten

• Samen oder Jungpflanzen gibt es im Kräuterfachhandel zu kaufen, eventuell am Wegrand ein Pflänzchen ausgraben oder etwas Samen von einer Wildpflanze nehmen
• Sehr sonniger Platz
• Auf der naturnahen, ungedüngten Gartenwiese etwa $1/2$ m² umgraben, die Graswurzeln entfernen und die Jungpflanzen oder den Samen dort ausbringen

In einem Beet mit fruchtbarem Boden wird Johanniskraut häufig von anderen Pflanzen verdrängt.

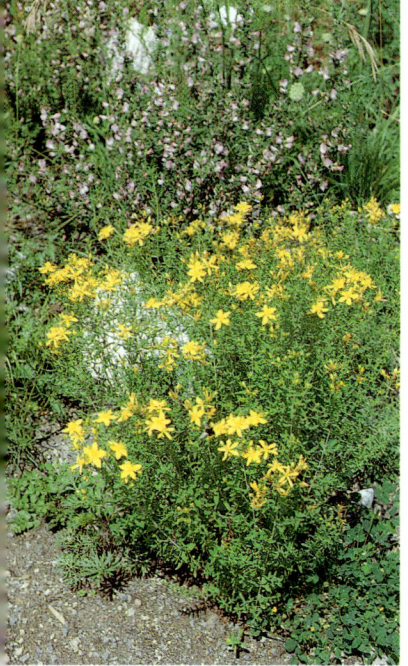

• Auch der Steingarten ist ein guter Platz
• Sandiger, eher saurer Boden, schweren Boden mit Sand mischen, keine Düngung, kein Kalk
• Bisweilen sieht man Johanniskraut im Blumenbeet. Dies sieht sehr attraktiv aus, gelingt aber meistens nur kurze Zeit

Ernte und Aufbereitung

Verwendet werden die oberen Teile der Pflanze, vor allem die Blüten, die an einem sonnigen Tag gegen Mittag abgeschnitten werden sollten. Die Pflanzenteile werden auf einem Papier ausgebreitet und im Schatten getrocknet. Auch die ganze Pflanze mit den Blättern kann abgeschnitten und zu Sträußen gebündelt getrocknet werden, anschließend die Droge zerkleinern.

Sehr bekannt ist das Johanniskrautöl: 1 Handvoll frische Blüten mit etwas Blättern werden im Mörser zerquetscht oder in der Küchenmaschine rasch zerkleinert und in einer hellen, weithalsigen Flasche mit $1/2$ Liter Olivenöl oder Sonnenblumenöl übergossen. Die Mischung stellt man ca. drei Wochen in die Sonne und rührt oder schüttelt alle drei Tage um. Allmählich weckt die

Sonne den wichtigsten Inhaltsstoff, nämlich das zunächst gelbliche Hypericin, zu leuchtend rotem und schließlich purpurrotem Leben. Das Rotöl wird in eine dunkle, gut verschließbare Flasche abgesiebt. Eigene Erfahrung: In den meisten veröffentlichten Rezepten für dieses heilsame Öl werden die Blüten im ganzen in der Flasche mit Öl übergossen. Hierbei klagen die Heilpflanzenfreunde darüber, dass dieses Öl rasch ranzig wird. Bei dem von mir angegebenen Rezept mit den zerkleinerten Blüten ist dies in mehr als 20 Jahren kein einziges Mal passiert. Das Rotöl sollte allerdings nicht länger als eine Saison verwendet werden.

Inhaltsstoffe, Wirkung, Verwendung

Der spezielle Wirkstoff der Pflanze ist das schon genannte Hypericin. Dazu kommen Flavonoide, ätherisches Öl und Gerbstoffe. Johanniskraut ist eine psychotrope Pflanze, das heißt, ihr Inhaltsstoff Hypericin beeinflusst die Psyche, und zwar besitzt er eine stimmungsaufhellende, euphorisierende Wirkung. Hauptanwendungsgebiet sind die leichteren Formen der Depression, Angst und Unruhe

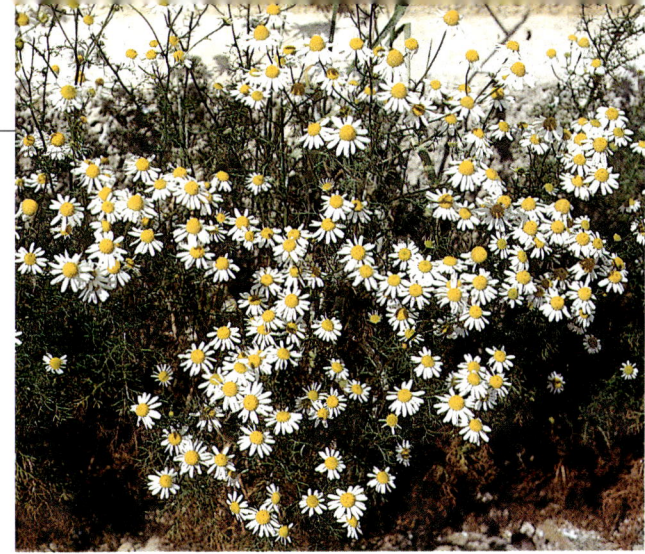

Die Echte Kamille sät sich im Garten großzügig selbst aus und wächst dann oft an Stellen, an denen man sie nicht erwartet.

sowie vegetative Störungen, also Beschwerden, die ursächlich psychisch bedingt sind und über das vegetative Nervensystem auf verschiedene Körperorgane übertragen werden. Sehr bekannt sind „nervöse Magenschmerzen", „nervöses Herzjagen", „nervöse Spannungskopfschmerzen" und dergleichen mehr.

Die Wirkung von Tee oder Präparaten aus dem Johanniskraut baut sich nur allmählich auf, so dass ein Erfolg erst 1 bis 2 Wochen nach Beginn der Kur einsetzt.

Nebenwirkungen

Vor allem bei hellhäutigen Personen kann nach Einnahme von Johanniskrautpräparaten oder Johanniskrauttee bei Sonnenbestrahlung eine Photosensibilisierung auftreten.

Eine weitere Darreichungsform ist das bereits beschriebene Johanniskrautöl, das man kaufen oder auch selbst zubereiten kann. Es wird meistens äußerlich angewendet, etwa zu Umschlägen oder als Massageöl, besonders bei Arthritis, Brandwunden, Arthrose und Hexenschuss. Es wirkt leicht schmerzstillend und wegen seines Flavonoidgehaltes auch entzündungshemmend.

Kamille

Botanische Informationen, Vorkommen

Die Echte Kamille *(Matricaria recutita)*, Familie Korbblütler (Asteraceae), war eine Zeitlang recht selten. Inzwischen arrangiert sie sich offenbar zunehmend mit den veränderten Umweltbedingungen und besiedelt reichlich städtisches und dörfliches Ödland, Weg-, Straßen- und Autobahnränder, Erdablagerungen, offene Böschungen und ähnliche Standorte.

Anbau im Garten

Sie ist eine sehr anspruchslose Pflanze, was aber nicht bedeutet, dass der Anbau im Garten immer gut gelingt. In manchen Gärten mag sie einfach nicht kommen, aber einen Versuch ist es wert.

- Einjährige Pflanze
- Sonniger Standort
- Boden lehmig-sandig, eher sauer, mit wenig Kompost vorbereiten
- Aussaat April bis Mai in Reihen mit ca. 30 cm Abstand, Pflänzchen auf 20 cm vereinzeln.

Ernte und Aufbereitung

Abgezupft werden die jungen Blüten ohne Stiel. Für Badezusätze können auch Stengel und Blätter dabei sein. Getrocknet wird rasch und sorgfältig an einem warmen und schattigen Platz.

Inhaltsstoffe, Wirkung, Verwendung

Zahlreiche neue phytochemische Untersuchungen zeigen, dass in der Kamillenblüte ein ganzer Wirkstoff-

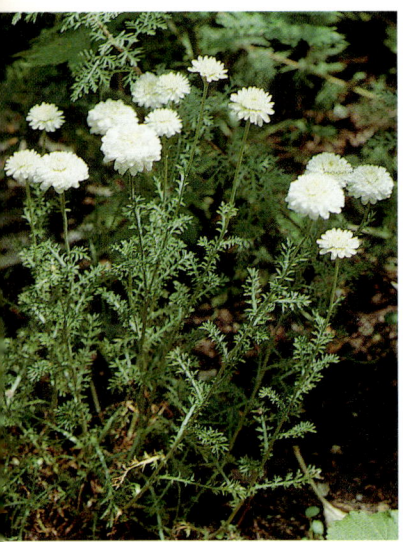

Die Römische Kamille wird ähnlich verwendet wie die Echte Kamille. Zum Spülen blonder Haare nach dem Waschen sehr zu empfehlen!

komplex vorliegt, der erst in seiner Gesamtheit den vollen Kamilleneffekt ergibt. Dies erklärt die unvergleichliche Wirkung des guten alten Kamillentees für verschiedene Einsatzbereiche. Der bekannteste Inhaltsstoff ist das blaue ätherische Öl Chamazulen. Dazu kommen weitere ätherische Öle, über 20 verschiedene Flavonoide und bis zu 12% Schleimstoffe.
Besonders gut bewährt sich der Kamillentee bei Magen-, Dünndarm- und Dickdarmentzündungen sowie bei akuten Magenproblemen, volkstümlich „verdorbener Magen" genannt. Sehr überzeugend bessern sich Beschwerden bei Erkältungskrankheiten durch Inhalation mit Kamillentee.
Dies liegt an der entzündungshemmenden Wirkung und daran, dass Kamille die giftigen Stoffwechselprodukte von Bakterien unschädlich macht. Deshalb wurde früher Fleisch, das zu verderben begann, mit Kamillentee abgewaschen, und deshalb ist es eine Wohltat, entzündete und vereiterte Wunden mit Kamillentee zu spülen.
Nebenwirkung: Kamille besitzt eine austrocknende Wirkung, was zum Beispiel bei einem Fließschnupfen durchaus erwünscht ist. Bei Neigung zu chronisch trockener Nasenschleimhaut hingegen darf nicht mit Kamille inhaliert werden. Ebenfalls dürfen entzündete Augen wegen der austrocknenden Wirkung auf keinen Fall mit Kamillentee gespült werden.
Die *Römische Kamille (Chamaemelum nobile)* hat gefüllte Blüten, manchmal jedoch auch gar keine Zungenblüten. Sie enthält etwas mehr ätherisches Öl als die Echte Kamille sowie Bitterstoffe und Flavonoide.

In Großbritannien, Frankreich und Belgien wird sie bei Magen- und Darmstörungen häufiger gebraucht als die Echte Kamille.
Das *Mutterkraut (Chrysanthemum parthenium)*, eine unverwüstliche Bauerngartenpflanze, wird ebenfalls oft Römische Kamille genannt. Ihre Blätter werden in Großbritannien vorbeugend gegen Migräne genommen: Eine Messerspitze getrocknete, gepulverte Blätter werden täglich eingenommen. Klinische Studien hierzu liegen noch nicht vor.
Vorsicht, die Pflanze ist nicht ungiftig. Sie wurde in früheren Jahrhunderten für Abtreibungen eingesetzt.

Kapuzinerkresse

Botanische Informationen, Verwendung im Garten
Die Kapuzinerkresse *(Tropaeolum majus)*, Familie Tropaeolaceen (Tropeolaceae), stammt aus Peru. Als Zierpflanze für den Garten wird sie in verschiedenen Wuchsformen angeboten, z. B. kletternd oder hängend oder als kleine, kugelig wachsende Pflanzen. Entsprechend vielfältig kann Kapuzinerkresse eingesetzt werden: Begrünen von Baumscheiben, an

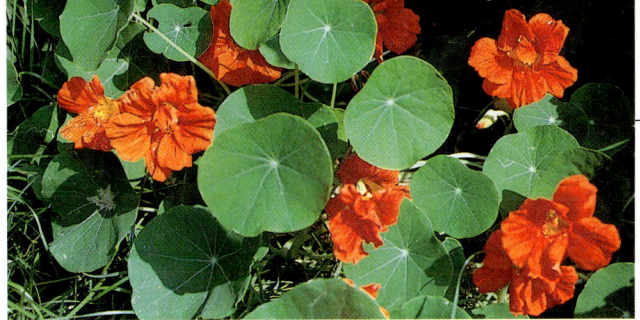

Kapuzinerkresse enthält ein natürliches Antibiotikum.

• Eine Knoblauchzwiebel in ihre Teile zerlegen, die Zehen in etwa 5 cm Tiefe mit der Spitze nach oben einsetzen, Mischkultur mit Erdbeeren, Petersilie oder Möhren ist empfehlenswert

Wänden mit Kletterhilfe hinaufwachsen lassen oder als Beeteinfassung.

Inhaltsstoffe, Wirkung, Verwendung

Die Blätter enthalten ein ätherisches Öl (Benzylsenföl) mit antibiotischer Wirkung. In ihrer Heimat werden gequetschte Blätter als Auflage bei infizierten Wunden verwendet. Hierzulande werden junge Blätter in den Salat gemischt, vor allem zur unterstützenden Behandlung von Harnwegsinfektionen und bei Katarren der Atemwege.

ganze Pflanze mit Blättern und unterirdischen Teilen. Auch der Bärlauch (siehe Seite 20 f.) sei hier noch einmal lobend erwähnt.

Anbau im Garten

• Warmes Beet, im Frühjahr mit Folie schützen
• Lehmiger oder sandiger Boden
• Reifen Kompost einarbeiten
• Etwa neutrale Bodenreaktion (pH 6,5 bis 7)
• Nicht zu viel Stickstoff, aber reichliche Versorgung mit Kalium

Wichtigste Inhaltsstoffe

Das schwefelhaltige Alliin ist wasserlöslich und wird sehr schnell ins Blut aufgenommen. Durch ein Enzym wird Alliin in Allicin umgewandelt. Dieser Stoff ist nicht wasserlöslich, sondern „lipophil", was bedeutet, dass er in Alkohol oder Fett gelöst werden kann. Wohl deshalb hat die Volksmedizin verschiedener Völker Rezepte entwickelt, bei denen Knoblauchzehen in starken Schnaps oder Speiseöl eingelegt werden. Außer diesen

Knoblauch

Botanische Informationen

Für die medizinische Anwendung wird der eigentliche, wohlbekannte Knoblauch *(Allium sativum),* Familie Lauchgewächse (Alliaceae), empfohlen. In Spezialgärtnereien gibt es eine Reihe nicht ganz so intensiv „duftender" Sorten von Würzknoblauch, bei denen entweder die Blätter wie Schnittlauch verwendet werden oder auch die

Knoblauch ist als Mischkultur in der Staudenrabatte oder im Gemüsebeet sehr günstig.

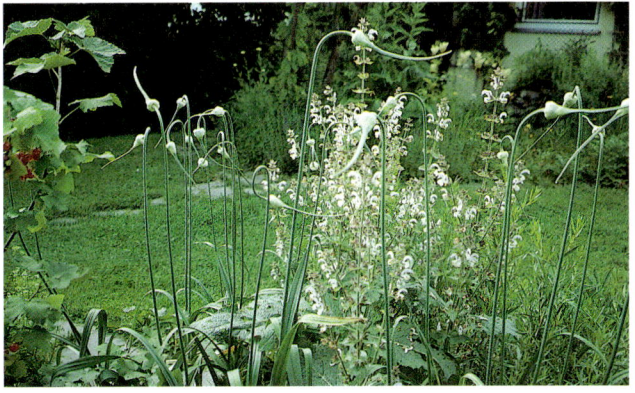

Hauptinhaltsstoffen enthält der Knoblauch ein ätherisches Öl, die Vitamine A, B1, Nicotinsäureamid und Vitamin C. Dazu kommen einige Enzyme sowie hormonähnliche Substanzen, die an der sprichwörtlich „verjüngenden" Wirkung des Knoblauchs oder der aus ihm hergestellten Präparate wesentlich beteiligt sind.

Wichtigste Wirkungen

• Verhinderung der Zusammenballung von Thrombozyten, so dass die Gerinnungsfähigkeit des Blutes und damit die Gefahr von Thrombosen herabgesetzt wird.
• Knoblauch besitzt „Radikalfängereigenschaften". „Radikale" sind aggressive chemische Substanzen, meist Stoffwechselprodukte, die Schäden zum Beispiel an der Innenwand der Blutgefäße anrichten können.
• Erhöhte Blutfett- und Cholesterinwerte werden bei kurmäßiger Anwendung im Durchschnitt um ca.16% gesenkt.
• Besonders deutlich werden die Fließeigenschaften des Blutes verbessert, was auch eine verbesserte Durchblutung der Herzkranzgefäße, des Gehirns, des Innenohres und des Augenhintergrundes bewirkt.

• Bei Nachbehandlung von Herzinfarkten mit Knoblauch konnte die Gefahr eines erneuten Infarkts deutlich herabgesetzt werden.
• Der „tonisierende", das heißt, allgemein stimulierende Effekt ist hervorzuheben, weshalb in der Antike der Knoblauch von Sportlern als „Dopingmittel" eingesetzt wurde. Früher galt er als „Theriak" (= Allheilmittel). Er ist wegen dieser anregenden Wirkung zu einem Phyto-Geriatrikum, also einem Heilmittel bei typischen Altersbeschwerden prädestiniert.
• In südlichen Ländern wird Knoblauch seit altersher zum Schutz des Darms vor Infektionen eingesetzt. Nun wollen Sie sicher noch wissen, wie man es anstellt, dass man nicht nach Knoblauch „duftet", was hierzulande als ordinär empfunden wird. Geben Sie's auf: Wer Knoblauch verzehrt hat, riecht aus allen Poren und atmet den Duft aus der Lunge aus.

Königskerze, Wollblume

Botanische Informationen

Von den neun einheimischen Königskerzen, Familie Braunwurzgewächse (Scro-

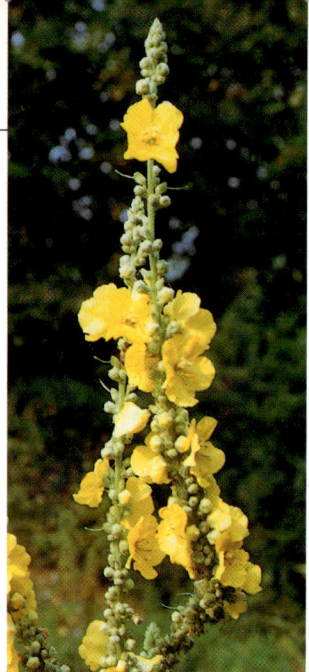

Königskerzen säen sich im Garten selbst aus. Man lässt sie stehen, wo es genehm ist.

phulariaceae), werden zwei nahe verwandte Arten medizinisch genutzt, nämlich die Windblumen-Königskerze *(Verbascum phlemoides)* und die Großblütige Königskerze *(V. densiflorum)*.

Anbau im Garten

• Zweijährige Pflanze, Samen im Fachhandel erhältlich, die Pflanzen vermehren sich weiterhin durch Selbstaussaat
• Sonniger Platz im Steingarten oder auf Freiflächen

Ernte und Aufbereitung

Das Sammeln, Trocknen und Aufbewahren der Blüten bedarf großer Sorgfalt. Die

Blüten samt Stempel, aber ohne Kelch werden vorsichtig von der Pflanze abgezupft, sobald der Morgentau abgetrocknet ist. Königskerzenblüten gehören zu den wenigen Pflanzen, die in der Sonne getrocknet werden sollten. Die Qualität der getrockneten Droge erkennt man daran, dass die Blüten ihre gelbe Farbe nicht verloren haben.

Inhaltsstoffe, Wirkung, Verwendung

Die wichtigsten Inhaltsstoffe sind Schleim, ein saures Saponin und Flavonoide. Dies prädestiniert die Droge als schleimlösendes, reizlinderndes Hustenmittel. Besonders bewährt sich Tee aus der Königskerze bei chronischer Bronchitis mit Reizhusten. Die Blüten sind Bestandteil der meisten Brusttee-Mischungen.

Kümmel

Botanische Informationen, Vorkommen in der Natur

Wild wachsend kommt Kümmel (Carum carvi), Familie Doldenblütler (Apiaceae) häufig in Wiesen und an Wegrändern vor. An sich ist er leicht zu erkennen, aber ein wichtiger Rat von Sebastian Kneipp ist zu beherzigen, nämlich dass wild wachsende Doldenblütler nur von „wirklich Pflanzenkundigen" gesammelt werden dürfen, denn „er möchte sonst aus der Wiese Rosskümmel oder aus dem Walde gar Schierling nach Hause tragen".

Anbau im Garten
• Zweijährige Pflanze, Aussaat im April oder Mai
• Lichtkeimer, Samen nicht mit Erde bedecken
• Sonniger Platz
• Tiefgründiger, nahrhafter Boden, also Kompost gut einarbeiten
• Feucht halten

Ernte und Aufbereitung
Die fast reifen Dolden werden abgeschnitten, nachgetrocknet und dann auf ein Papier abgeschüttelt oder abgerebelt. Die Früchte gut verschlossen aufbewahren.

Inhaltsstoffe, Wirkung, Verwendung

Den charakteristischen Duft erzeugt ein Gemisch aus ätherischen Ölen, dazu kommen Gerbstoffe und Harz.

Wer zu Blähungen neigt, sollte seine Speisen großzügig mit Kümmel würzen. Kümmeltee ist ein typisches Karminativum, ist also wirksam bei Blähungen, vor allem auch beim Roemheld-Syndrom, worunter man eine schmerzhafte Verknüpfung zwischen Blähungen bzw. Störungen der Verdauungstätigkeit und Herz-Kreislaufbeschwerden versteht.

Die nicht sehr standfesten Kümmelpflanzen können mit Reisig gestützt werden.

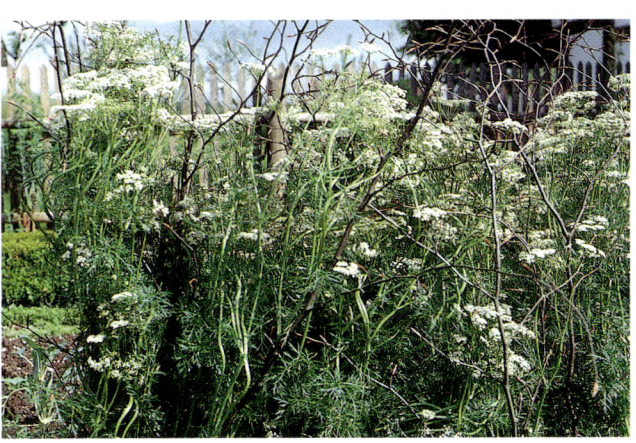

Lavendel

Botanische Informationen

Lavendel *(Lavandula angustifolia)* ist ein Lippenblütler (Lamiaceae). Er gehört zu jenen Pflanzen, die im Laufe ihrer Evolution intensiv duftende ätherische Öle entwickelt haben, um hungrigen Tieren den Appetit zu verderben. Deshalb wurden Lavendelsäckchen seit altersher in Wäscheschränke zur Mottenabwehr gelegt.

Anbau im Garten

• Ausdauernde Pflanze
• Sonniger, geschützter Standort
• Durchlässiger, etwas kalkhaltiger Boden
• Nach der Blüte ältere Äste bis zum Boden abschneiden

Ernte und Aufbereitung

Die jungen Blüten werden am Vormittag nach dem Abtrocknen des Taues abgeschnitten und rasch im Schatten getrocknet.

Inhaltsstoffe, Wirkung, Verwendung

Wichtigster Inhaltsstoff ist das bereits erwähnte ätherische Öl. Lavendel wirkt ausgleichend auf das vegetative Nervensystem. Diese Wirkung war schon bekannt, lange bevor man das vegetative Nervensystem kannte. Matthiolus empfiehlt den Tee innerlich gegen „alle gebresten des Hirns" sowie gegen „kalten, blöden Magen" und „Herzschwäche". Derart unterschiedliche Heilanzeigen können eigentlich nur über das vegetative Nervensystem erreicht werden. Zur körperlichen und psychischen Entspannung werden Lavendelbäder empfohlen:

Die höchste Konzentration an ätherischen Ölen findet sich beim Lavendel in den blaulila Blütchen.

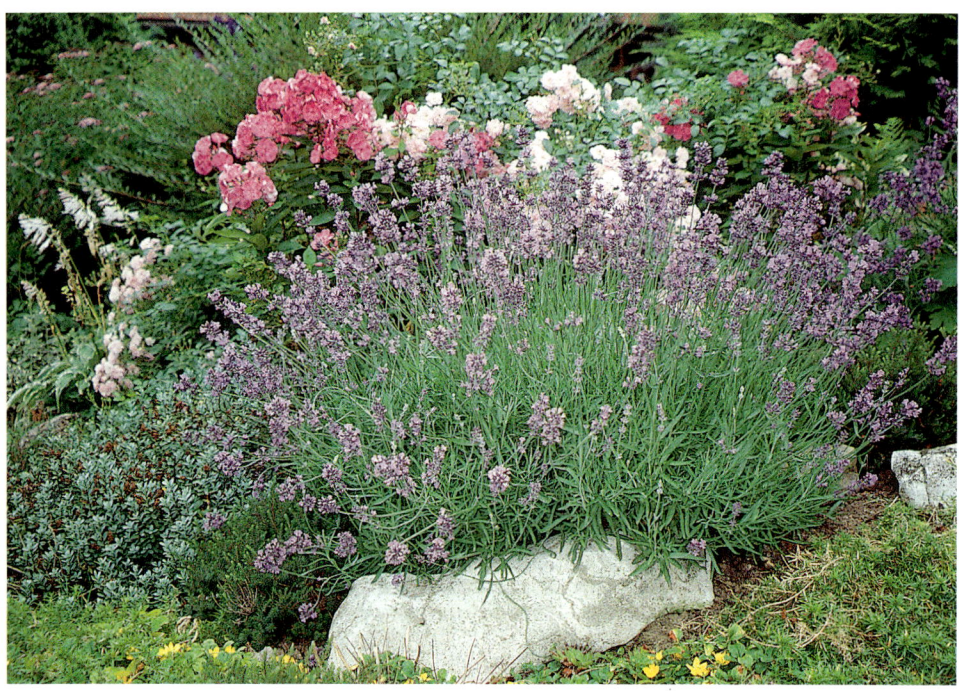

60 bis 100 g getrocknete Blüten mit 1 Liter Wasser aufkochen, 5 Minuten ziehen lassen, einem Vollbad zusetzen. Zahlreiche Badezusätze enthalten die ätherischen Öle des Lavendels.

Liebstöckel, Maggikraut

Allgemeine Informationen, Wirkung, Verwendung

Liebstöckel (Levisticum officinale), Familie Doldenblütler (Apiaceae), ist zwar in erster Linie eine Würzpflanze (siehe Literaturverzeichnis Seite 63), aber schon der Artname „officinale" zeigt, dass es sich auch um eine Arzneipflanze handelt. Selbst die recht streng urteilende Kommission E übernimmt die Empfehlungen der Volksmedizin. Der wichtigste Inhaltsstoff ist das ätherische Öl Phtaliden. Verwendet wird der Tee aus den getrockneten, zerkleinerten Wurzelstöcken. Wenn es um effektives Entwässern geht, wie etwa bei Gicht, Arthrose und Herzinsuffizienz, ist dieser Tee sehr zu empfehlen, auch in Teemischungen mit anderen entwässernden Drogen.

Hartnäckig hält sich in der Volksmedizin die Überzeugung, dass „Lieb"stöckel die „Liebe" fördere. Die moderne

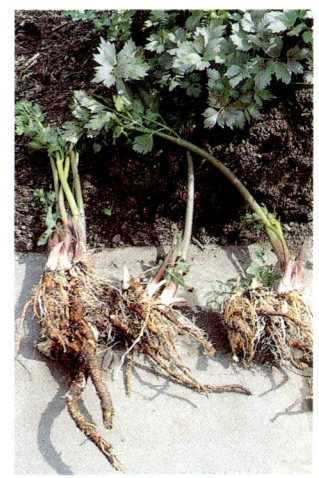

Die Wurzelstöcke des Liebstöckels werden gewaschen, gespalten, rasch getrocknet, dann zerkleinert und für entwässernde Teemischungen verwendet.

Medizin schließt sich dieser Meinung nicht an. Mein Rat: Probieren geht über studieren.

Linde

Allgemeine Informationen, Inhaltsstoffe, Verwendung

Zwei einheimische Lindenarten sind es, die medizinisch genutzt werden, nämlich die Sommerlinde (Tilia platyphyllos), zu erkennen an ihren großen, dunkelgrünen Blättern, und die Winterlinde (T. cordata), mit kleineren, hellgrünen Blättern, beide Familie Lindengewächse (Tiliaceae). Nur wer einen großen Garten hat, kann es sich leisten, eine Linde zu pflanzen.

Lindenblüten werden im eben erblühten Zustand geerntet und getrocknet. Sie enthalten Schleimstoffe, etwas ätherisches Öl und Flavonglykoside. Tee aus Lindenblüten, eventuell gemischt mit Hagebutten, ist ein altbewährtes Mittel zur

Die Linde steht im Mittelpunkt vieler Geschichten, Lieder und Bräuche. Ihr Holz ist gut zum Schnitzen und ihre Blüten sind ein bewährtes Heilmittel.

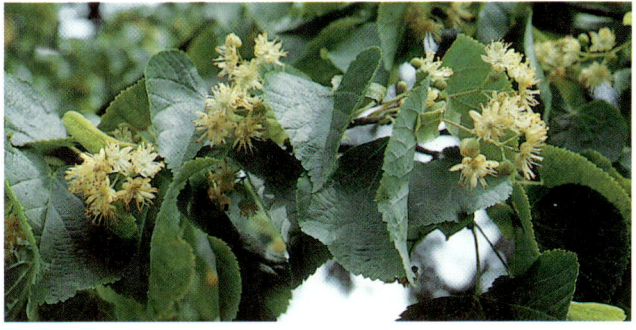

Aktivierung des Immunsystems bei Erkältungskrankheiten.

Löwenzahn

Botanische Informationen, Vorkommen

Löwenzahn (Taraxacum officinale), Familie Korbblütler (Asteraceae), dürfte wild wachsend wohl in jedem Garten am Heckensaum, im Rasen oder auf Baumscheiben reichlich zu finden sein. Man sollte ihn keinesfalls als „Unkraut" beschimpfen, sondern seine hervorragenden Heilkräfte nutzen.

Ernte und Aufbereitung

Volksmedizinisch überliefert ist die „blutreinigende" Frühjahrskur mit frischen Blättern vor der Blüte, hierfür ein Beispiel: Richten Sie auf einer Platte Rapunzelsalat, geraspelte Möhren und Paprikastreifen an. Bereiten

Frischer Löwenzahn zur Frühjahrskur ist bei vielerlei Erkrankungen hilfreich.

Sie eine Salatmarinade aus Essig, Öl, Pfeffer, Salz und Zwiebeln zu sowie je nach Geschmack mit einer Prise Zucker oder mit Jogurt. Mischen Sie in diese Marinade pro Person die fein geschnittenen Blätter von 1 bis 3 jungen Löwenzahnpflänzchen und übergießen Sie damit den angerichteten Salat. 4 Wochen lang täglich ein solcher Rohkostsalat ist eine ideale Frühjahrskur, wobei die Grundzutaten des Salates variiert werden können.

Für den Tee werden im Frühling oder Herbst die Wurzeln mit dem Kraut ausgestochen, gewaschen, mit dem Messer gespalten, getrocknet und dann zerkleinert.

Inhaltsstoffe, Wirkung, Verwendung

Löwenzahn enthält Bitterstoffe, Phytosterine, Schleim und Mineralstoffe, vor allem Calcium. Die Blätter sind reich an Vitamin C und Carotinoiden.

Löwenzahn hat eine lange Tradition als Mittel zur Blutreinigung, worunter die moderne Medizin vor allem eine Anregung der Nierentätigkeit

versteht. Deshalb heißt in Bayern der Löwenzahn in manchen Gegenden „Bettsaicher".

Der Tee wird medizinisch empfohlen bei funktionalen Leber-Gallebeschwerden, bei Arthrose und rheumatischen Beschwerden sowie bei entzündlichen Erkrankungen der ableitenden Harnwege.

Nebenwirkungen

Bei Menschen, die Bitterstoffe schlecht vertragen, kann es aufgrund der Förderung der Magensaftsekretion zu Beschwerden kommen. Bei Verschluss oder Vereiterung der Gallenblase darf Löwenzahn nicht angewendet werden.

Malven

Botanische Informationen

Unsere im Garten kultivierten und die wild wachsenden Malvenarten gehören zur Familie der Malvengewächse (Malvaceae). In unserer Flora gibt es sieben wild wachsende Arten, von denen zwei Arten medizinisch genutzt werden:

Die Wilde Malve (Malva sylvestris) wächst gerne an nährstoffreichen, warmen Plätzen. Sie ist seit der Jüngeren Steinzeit eine Kulturfolgerin des Menschen. Die Wegmalve (M. neglecta),

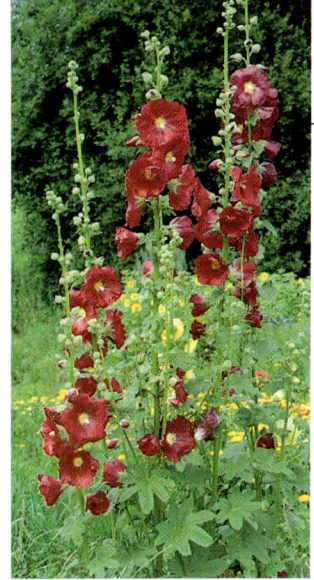

Die Stockrose dürfte in den meisten Bauerngärten zu finden sein.

volkstümlich „Käsepappel" genannt, wächst auf nährstoffreichen (ammoniakhaltigen) Böden, vor allem im dörflichen Siedlungsbereich, öfter auch als Wildpflanze in Gärten.

Die *Stockrose* oder *Stockmalve (Althaea rosea)* ist eine traditionsreiche, sehr dekorative Bauerngartenpflanze. Zur Gattung *Althaea* gehört auch der bereits besprochene Echte Eibisch (siehe Seite 27).

Anbau der Stockrose im Garten

• Zweijährige Pflanze. Wenn man die Blütenstände vor dem Samenansatz zurückschneidet, gelingt es bisweilen, die Stockrose mehrjährig zu ziehen

• Sonniger, nicht zu zugiger Platz
• Düngung mit Kompost, auf schlechten Böden organischer Volldünger oder Stallmist
• Malvenrost ist eine Pilzerkrankung bei Stockrose und Eibisch, die sich durch weiße, später dunkelbraune Pusteln auf der Blattunterseite bemerkbar macht. Befallene Blätter müssen sofort abgeschnitten und vernichtet werden

Ernte und Aufbereitung

Von den beiden genannten wild wachsenden Malvenarten wird das blühende Kraut geerntet und getrocknet. Von der Stockrose werden die Blütenblätter abgezupft und getrocknet.

Inhaltsstoffe, Wirkung, Verwendung

Wichtigster Inhaltsstoff ist der Schleim, genau wie beim nahe verwandten Eibisch. Der Tee aus der Droge mildert die unangenehmen Symptome bei trockenem Reizhusten.

Meerrettich

Allgemeine Informationen, Inhaltsstoffe, Verwendung

Ist Meerrettich *(Armoracia rusticana)*, Familie Kreuzblütler (Brassicaceae), ein Gewürz, ein Gemüse oder eine Arzneipflanze? Er erfüllt die Kriterien für alle drei Möglichkeiten (siehe Literaturverzeichnis Seite 63).
Im Garten braucht er tiefgründigen, lockeren, gut gedüngten Boden. Er eignet sich nicht zur Mischkultur, sondern man sollte ihm einen ausreichend großen Platz am Zaun oder an der Hecke zuweisen.
Meerrettich gehört zu jenen Kreuzblütlern, die in ihren Wurzelstöcken besonders viel Sinigrin (= ein scharfes Senfölglykosid) enthalten. Außerdem enthält die Wurzel viel Vitamin C, weshalb sie früher als Heilmittel gegen Skorbut verwendet wurde.

Meerrettich ist recht eroberungsfreudig im Garten. Er sollte einen Platz erhalten, wo er sich „austoben" kann.

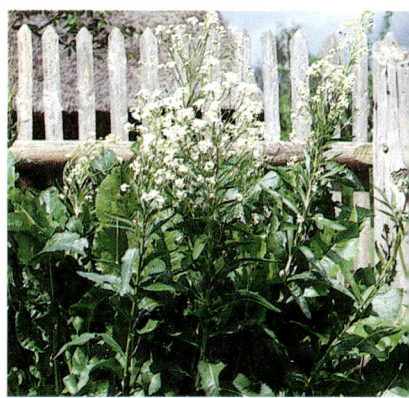

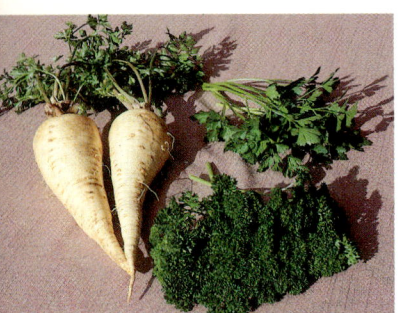

Frisches Petersilienkraut enthält viel Vitamin C und die Wurzel ist reich an Mineralstoffen.

In seinen Anbaugebieten wird der Meerrettich seit jeher als Heilmittel gegen viele Erkrankungen genutzt, besonders bei Infekten der Atmungsorgane und der ableitenden Harnwege. Die Senfölglykoside werden rasch vom Darm resorbiert und den Nieren zugeleitet. Hier und in den ableitenden Harnwegen üben sie eine antibiotische Wirkung gegen zahlreiche Arten von Bakterien und gegen Hefepilze aus.

Am sichersten wirksam ist der Presssaft. Zubereitung: 1 Esslöffel frische, fein geriebene Meerrettichwurzel durch ein Tuch auspressen, den hierbei gewonnen Saft dreimal täglich einnehmen. Er muss jedes Mal frisch zubereitet werden. Mit Honig gemischt verwendet die Volksmedizin diesen Presssaft gegen Halsentzündung und Husten. Auflagen mit geriebenem Meerrettich werden bei rheumatischen Beschwerden empfohlen. Die hierbei auftretende Rötung oder Entzündung der Haut ist durchaus erwünscht, um die Durchblutung und damit den Heilungsprozess zu fördern.

Petersilie

Die Petersilie *(Petroselinum crispum)*, Familie Doldenblütler (Apiaceae), ist das wohl bekannteste und gebräuchlichste Würzkraut (siehe Literaturverzeichnis Seite 63). Ein Gemisch ätherischer Öle ist medizinisch wirksam. Sein Hauptbestandteil ist das giftige Apiol. Dieser Wirkstoff dürfte dafür verantwortlich sein, dass es früher hieß: Die Petersilie hilft dem Mann aufs Pferd und der Frau unter die Erd'. Hierbei wird auf die angeblich potenzsteigernde Wirkung der Petersilienwurzel und die oft tödlich endenden Abtreibungsversuche mit Abkochungen aus Petersiliensamen und Petersilienwurzel angespielt. Demnach ist die Petersilie ein Musterbeispiel dafür, dass selbst für die allergebräuchlichsten Küchenkräuter die Weisheit des großen Paracelsus gilt: Die Dosis macht's, ob ein Stoff heilsam oder giftig ist. Zur Anregung der Nierentätigkeit wird der Tee aus getrockneten Blättern und Wurzeln medizinisch verwendet.

Pfefferminze

Botanische Informationen
Die wild wachsenden Minzen wurden früher für medizinische Zwecke und zum Würzen genutzt und auch feldmäßig angebaut. Zu Ende des 17. Jahrhunderts trat in England in einem Minzefeld ein Minzenbastard auf, der ganz besonders intensiv und „scharf" duftete. Man nannte die Pflanze „peppermint" = Pfefferminze *(Mentha x piperita)* und es gibt sie inzwischen in zahlreichen Sorten. Sie gehört zur Familie der Lippenblütler (Lamiaceae).

Anbau im Garten
• Ausdauernde Pflanze, die stark zum Wuchern neigt
• Der Boden muss nahrhaft und humusreich sein und darf nicht austrocknen
• Weil die Sorten der echten Pfefferminzen Bastarde sind, kann die sortenreine Vermehrung nur vegetativ durch Wurzelausläufer erfolgen

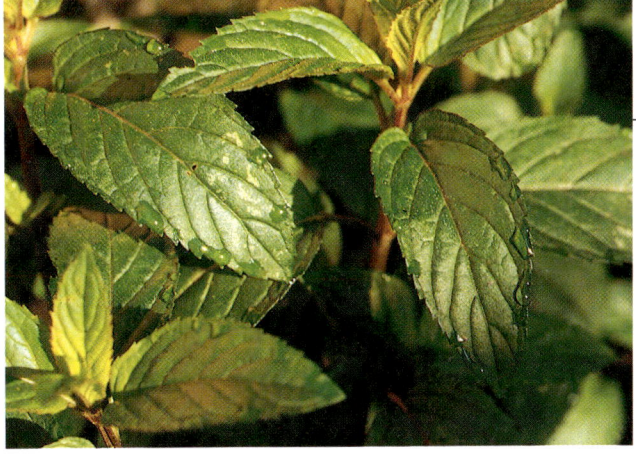

Dies ist die ganz vortreffliche Pfefferminzsorte 'Mitcham'.

Quecke

Botanische Informationen
Nur wenige Gärten dürfte es geben, in denen die Quecke *(Agropyron repens)*, Familie Süßgräser (Poaceae), nicht wächst und nicht energisch bekämpft wird. Ihre meterlangen Ausläufer rauben auch dem tolerantesten Gartenfreund die Geduld. Der Name „Quecke" ist vom indogermanischen Wort „quick" (= lebendig) abgeleitet.
Zur Beachtung: Im Garten gibt es wild wachsend eine ganze Reihe von Gräsern, die Ausläufer bilden. Wer die Quecke nicht wirklich genau kennt, sollte die Droge in der Apotheke kaufen.

Genauere Informationen über den Anbau sowie über Arten und Sorten finden Sie im Buch „Gewürze und Küchenkräuter aus dem eigenen Garten (siehe Literatur S. 63).

Inhaltsstoffe, Wirkung, Verwendung
Wichtigster Inhaltsstoff ist das Gemisch aus ätherischen Ölen mit dem Hauptbestandteil Menthol. Dazu kommen Flavonoide sowie Gerb- und Bitterstoffe.
Bei den meisten Magen- und Darmbeschwerden, die von Blähungen, Krämpfen und übel riechenden Stühlen begleitet sind, wirkt Pfefferminztee sehr schnell. Wenn die Beschwerden länger dauern, sollte man dreimal täglich eine Tasse trinken. Ein weiterer wichtiger Effekt von Pfefferminztee ist die Förderung der Galleproduktion in der Leber. Inhalation mit Minzeöl sorgt

bei Erkältungskrankheiten für Linderung und erleichtert das Atmen. Auf keinen Fall bei Kindern anwenden! Zahlreiche Patienten berichten, dass bei Spannungskopfschmerz und Migräne dreimaliges Einreiben von Stirn, Schläfen und eventuell auch dem Nacken mit einer 10%igen Lösung von Pfefferminzöl in Franzbranntwein meistens die Kopfschmerzen ebenso gut beseitigt wie ein Schmerzmittel. Ebenfalls nicht für Kinder geeignet!

Inhaltsstoffe, Wirkung, Verwendung
Die Ausläufer enthalten erhebliche Mengen Kohlehydrate, Schleimstoffe und

Die unterirdischen Ausläufer der Quecke werden medizinisch als Tee genutzt.

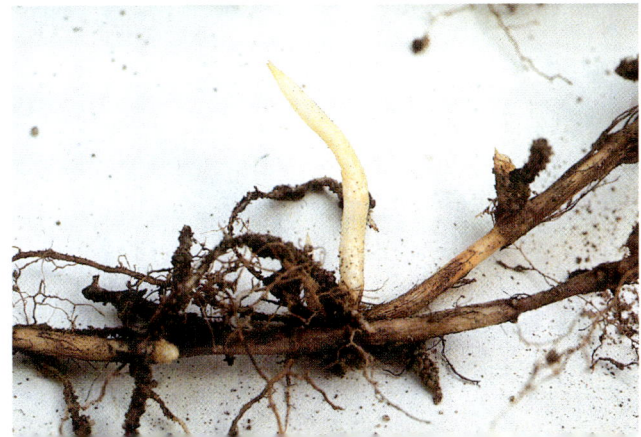

Saponine, Mineralsalze, vor allem Kalium, Kieselsäure und Eisen, verschiedene Vitamine und organische Säuren.

Aufgrund ihres hohen Kieselsäuregehaltes kann sie für die gleichen Erkrankungen eingesetzt werden wie der Ackerschachtelhalm (siehe Seite 16). Die Volksmedizin empfiehlt die Quecke vor allem in Teemischungen bei Entzündungen der ableitenden Harnwege und als „blutreinigendes" Mittel bei verschiedenen Hauterkrankungen, vor allem bei Akne. Hier hat sich eine Teemischung aus Queckenwurzel, Wildem Stiefmütterchen, Schachtelhalm und Brennnessel gut bewährt. Von diesem Tee soll kurmäßig dreimal am Tag 1 Tasse getrunken werden. Der Ausschlag wird mit dem Tee betupft.

Wenn der Hund „Gras frisst", bevorzugt er die Quecke.

Rettich

Botanische Informationen

Den Rettich (Raphanus sativus), Familie Kreuzblütler (Brassicaceae) gibt es in mehreren Sorten mit weißer, rötlicher oder schwarzer Haut.

Anbau im Garten

- Mittelschwerer Boden, nicht frisch gekalkt und nicht frisch mit Stallmist gedüngt
- Boden nicht zu nass und nicht zu trocken
- Aussaat ab März, bei Frost mit Folie schützen, Herbst- und Winterrettiche Ende Juni bis Mitte August aussäen
- Reihenabstand 25 bis 30 cm, Saattiefe 2 bis 3 cm
- Als Vorkultur sollten keine Kohlsorten oder andere Kreuzblütler am selben Platz gewesen sein

Inhaltsstoffe, Wirkung, Verwendung

Rettich gehört zu jenen Pflanzen, die wegen ihrer Senfölglykoside scharf schmecken. Als Heilmittel wird der Saft verordnet, der von namhaften Firmen aus dem Schwarzrettich hergestellt wird, weil dieser den höchsten Gehalt an Senfölglykosiden besitzt. Man kann den Saft auch selbst zubereiten, indem man den Rettich reibt und dann auspresst. Damit der beißende Geschmack gemildert wird, kann der Saft einige Stunden in den Kühlschrank gestellt und mit etwas Zucker oder Honig verrührt werden. Pro Tag werden 100 bis 150 ml eingenommen, auf mehrere Einzelportionen verteilt. Regelmäßiger Verzehr von Rettich, vor allem in geriebener Form, ist zu empfehlen. Dies wirkt vorbeugend gegen Erkrankungen der Leber und Gallenblase. Geriebener Rettich regt die Peristaltik

Rettich ist ein bewährtes volkstümliches Heilmittel und sein reichlicher Verzehr wird dringend empfohlen.

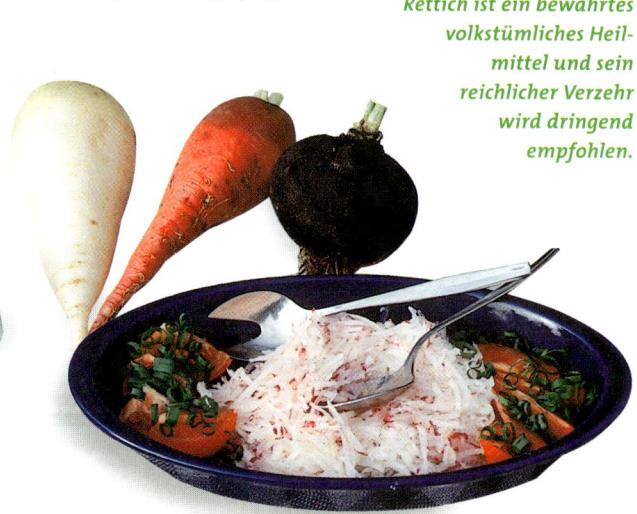

des Darmes an, so dass der Stuhlgang gefördert wird.

Ringelblume

Botanische Informationen
Die Ringelblume *(Calendula officinalis)* gehört zur Familie der Korbblütler (Asteraceae).

Anbau im Garten
• Einjährige Pflanze; einmal ausgesät, bleibt sie dem Garten treu durch Selbstaussaat, verliert aber im Laufe der Jahre an Blütengröße, Farbe und Fülle
• Wenn Sie edlere Gartenformen wünschen, sollten Sie immer wieder einmal gekauften Ringelblumensamen neu aussäen
• In trockenen Jahren im Spätsommer häufig Befall mit verschiedenen Schadpilzen, rechtzeitig bis auf Handhöhe zurückschneiden, Neuaustrieb ist zunächst meistens gesund. Keine kranken Teile für Rezepte verwenden

Inhaltsstoffe, Wirkung, Verwendung
Ringelblumen enthalten Triterpenglykoside, Carotinoide, ätherisches Öl und Bitterstoffe. Zur Reinigung einer frischen oder infizierten Wunde werden feuchte Aufschläge mit dem Tee oder einer verdünnten Tinktur empfohlen. Die Aufschläge müssen mehrmals täglich gewechselt werden. Unterschenkelgeschwüre können in gleicher Weise behandelt werden.

Aufguss für feuchte Aufschläge und zum Spülen des Mund- und Rachenraumes: 2 Teelöffel getrocknete Ringelblumen mit 1 Tasse kochendem Wasser überbrühen, 10 Minuten ziehen lassen, abgießen.

In der Ausheilungsphase kann auch Ringelblumensalbe eingesetzt werden. Gerne wird die Ringelblumensalbe selbst hergestellt. Seit altersher wird hierzu in der bäuerlichen Volksmedizin Schweinefett verwendet: 2 Handvoll frische Ringelblumenblüten werden in $1/2$ kg zerlassenes 60 °C bis 70 °C heißes Schweinefett gegeben. Diese Temperatur sollte 3 Stunden lang gehalten werden, immer wieder umrühren, dann absieben und in kleine Gläser füllen. Der Vorrat wird im Tiefkühlschrank aufbewahrt und nur jeweils so viel herausgenommen wie in 4 Wochen verbraucht wird.

Einreiben von juckenden Insektenstichen mit dieser Salbe ist sehr hilfreich, ebenso Nachbehandlung von Ekzemen, Einreiben der geröteten „Schnupfennase"

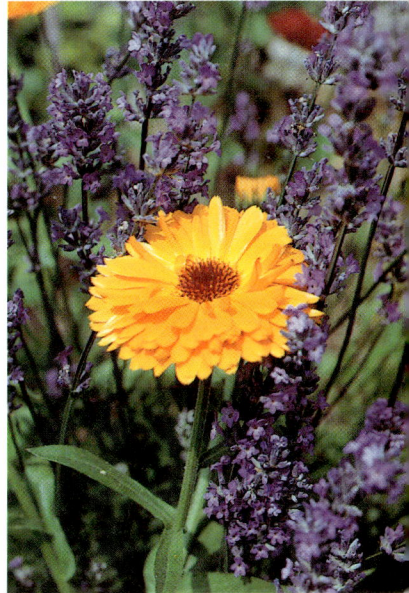

Überall im Garten setzt die Ringelblume fröhliche Akzente und ist noch dazu eine bewährte Heilpflanze.

und abendliches Eincremen trockener, brennender, rissiger Füße ist sehr zu empfehlen.

Rosmarin

Botanische Informationen
Der Rosmarin *(Rosmarinus officinalis)* gehört zur Familie der Lippenblütler (Lamiaceae). Er ist eine ausdauernde, immergrüne Pflanze, die wild wachsend auf Trockenheiden und felsigen Abhängen im Mittelmeergebiet vorkommt.

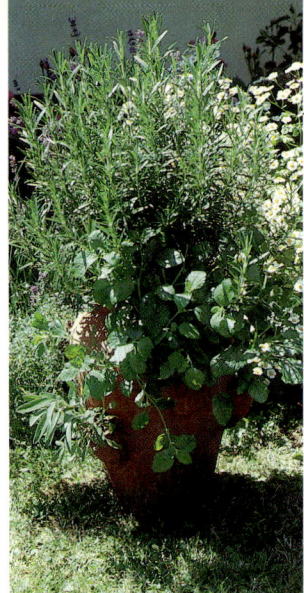

In kühleren Gegenden sollte Rosmarin im Blumentopf gezogen werden, der im Winter ins Haus gestellt wird.

Anbau im Garten

• Nur in warmen Gegenden winterhart, Winterschutz mit Reisig
• Durchlässiger Boden, wenn nötig mit Sand und kleinen Steinen mischen
• In klimatisch weniger günstigen Gegenden im Blumentopf kultivieren
• Hell und kühl überwintern, nicht austrocknen lassen
• Topfpflanzen während der Vegetationsperiode etwa alle 3 Wochen mit etwas Flüssigdünger versorgen

Inhaltsstoffe, Wirkung, Verwendung

Der wichtigste Inhaltsstoff ist der Rosmarinkampfer, ein sehr stark duftendes ätherisches Öl. Außerdem enthält er Gerbstoffe, Bitterstoffe und Harze. Seine Hauptwirkung ist tonisierend, das heißt allgemein stärkend, vor allem für die Blutgefäße und das vegetative Nervensystem. Er ist das Mittel der Wahl bei chronischen Schwächezuständen des Blutkreislaufs, besonders bei niedrigem Blutdruck. Auch bei Menschen, die immer blass aussehen und leicht körperlich versagen, ist seine Anwendung als Tee zu empfehlen. Psychische und körperliche Schwächezustände nach Krankheiten übersteht man mit Rosmarintee besser. Rosmarinwein hat eine lange Tradition als Herztonikum.

Äußerlich angewendet, ist verdünnter Rosmarinspiritus bei Sportverletzungen oder rheumatischen Beschwerden hilfreich, ebenso das Rosmarinbad mit fertigen Badezusätzen.
Rosmarin ist auch ein apartes Gewürz (siehe Literaturverzeichnis Seite 63).

Salbei

Botanische Informationen

Mehrere Salbeiarten, Familie *Lippenblütler* (Lamiaceae) sind im Garten in vielerlei Sorten als Zierpflanzen sehr beliebt. In unserer einheimischen Flora gibt es eine Reihe wild wachsender Salbeiarten. Als Heil- und Gewürzpflanze ist jedoch nur der *Garten-Salbei (Salvia offi-*

Gartensalbei an einem sonnigen Platz ist eine wahre Zierde. Der Neuaustrieb wird durch das Abschneiden der abgeblühten Blütenstände gefördert.

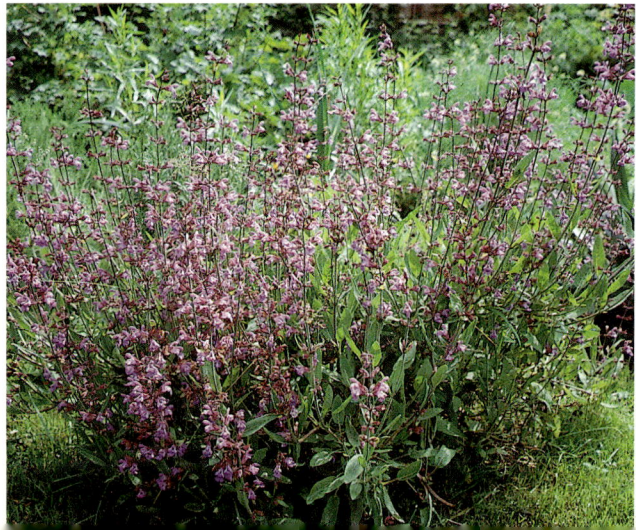

cinalis) zu verwenden, der wild wachsend an steinigen Hängen in den Mittelmeerländern vorkommt.

Anbau im Garten

- Sonniger Platz
- leichter, mineralreicher Boden, der nicht zu Staunässe neigen darf
- Wichtige Pflegemaßnahme: abgeblühte Blütenstände abschneiden

Inhaltsstoffe, Wirkung, Verwendung

Das sehr kräftig duftende ätherische Öl wirkt nachgewiesenermaßen virostatisch, fungistatisch und bakterizid, das heißt, Viren und Pilze werden an der Vermehrung gehindert und Bakterien zum großen Teil abgetötet. Außerdem enthält Salbei reichlich Gerbstoffe, die für die adstringierende (= zusammenziehende) und damit abschwellende Wirkung verantwortlich sind. Glykoside und ein saures Saponin fördern die Schleimlösung. Das Zusammenwirken dieser Substanzen erklärt die ausgezeichnete Wirkung von Salbeitee und Salbeiextrakten zum Spülen und Gurgeln sowie bei Inhalationen.
Auch für Aufschläge bei schlecht heilenden Wunden

bewähren sich seine Zubereitungen ganz außerordentlich.
Innere Anwendung, z. B. bei Infektionen im Magen-Darmbereich, sollte auf kurze Zeit beschränkt werden.

Schafgarbe

Botanische Informationen

In der naturnahen Gartenwiese wächst meistens auch die Schafgarbe (Achillea millefolium), Familie Korbblütler (Asteraceae). Die Gartenformen der Schafgarbe sind als Heilpflanzen nicht geeignet.

Inhaltsstoffe, Wirkung, Verwendung

Schafgarbe enthält ein ätherisches Öl, das mit dem blauen Chamazulen der Kamille nahe verwandt ist. Dazu kommen Bitterstoffe, Flavonoide und Gerbstoffe. Die Droge besitzt galletreibende, krampflösende und adstringierende Eigenschaften. In älteren Büchern der Volksheilkunde wird die Schafgarbe mit großer Wertschätzung beschrieben. Der Volksname „Blutstillkraut" zeigt, dass man stark blutende Wunden mit frischen, gequetschten Schafgarbenblättern behandelte und die Namen „Bauchwehkraut" und „Jungfrauenkraut" deu-

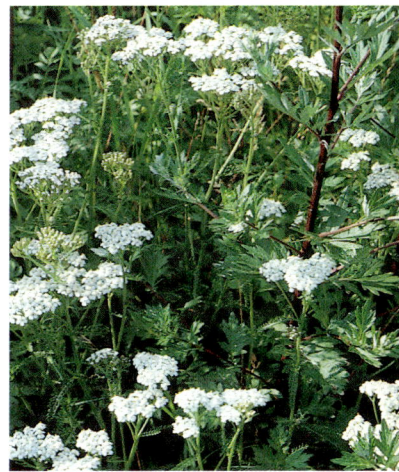

Schafgarbe wächst vor allem in Wiesen mit mittlerem Nährstoffgehalt. Durch zu kräftige Düngung wird sie oft zurückgedrängt.

ten darauf hin, dass man die Schafgarbe bei schmerzhafter Menstruation anwendete, was besonders häufig „Jungfrauen" betrifft, also Frauen, die noch kein Kind geboren haben. In Teemischungen gegen Menstruationsbeschwerden ist die Schafgarbe eine wichtige Droge.
Der Tee aus den getrockneten, blühenden Trieben wirkt ähnlich wie Kamillentee gegen Magenbeschwerden, als Karminativum, als Mittel zur Galleanregung und gegen Darmkrämpfe.
Im zeitigen Frühjahr können junge, frische Blättchen in

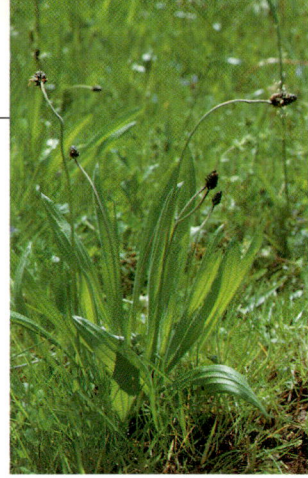

den Salat geschnitten werden. Durch ihren hohen Magnesiumgehalt liefern sie einen Beitrag zur vorbeugenden Behandlung von Erkrankungen der Herzkranzgefäße.

Echte Schlüsselblume

Botanische Informationen
Die Echte Schlüsselblume *(Primula veris)*, Familie Primelgewächse (Primulaceae), kann im Gartenrasen angesiedelt werden. Sie liebt mageren, kalkhaltigen Boden. Bitte graben Sie die wild wachsenden Schlüssel-

Im naturnahen Gartenrasen kann die Schlüsselblume angesiedelt werden. Volksmedizinisch werden die Blüten mit dem Kelch geschnitten.

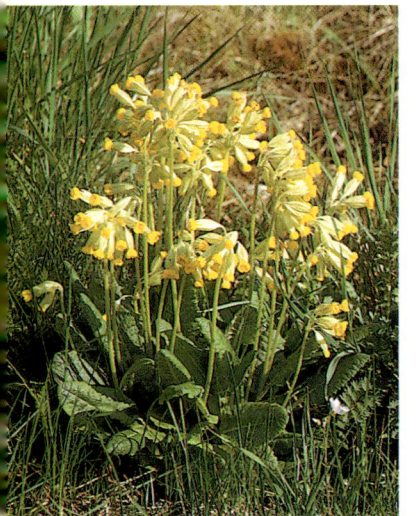

blumenarten in der Natur nicht aus, weder für Arzneizwecke noch zur Ansiedlung im Garten. Die unterirdischen Teile stehen unter Naturschutz. Schlüsselblumenpflanzen gibt es in Spezialgärtnereien.

Inhaltsstoffe, Wirkung, Verwendung
Die Schlüsselblumenwurzel ist eine Saponindroge. Sie wirkt schleimlösend bei Erkältungskrankheiten. Am besten ist es, wenn man die Droge nicht selbst trocknet und aufbereitet, sondern kauft. Sie ist Bestandteil verschiedener Teemischungen gegen Bronchitis, wenn es darum geht, festsitzenden Husten zu lösen.

Spitzwegerich

Botanische Informationen
Wohl in jedem naturnahen Gartenrasen wächst der Spitzwegerich *(Plantago lanceolata)*, Familie Wegerichgewächse (Plantaginaceae). Außer dem Spitzwegerich mit dunklen, schmalen Blättern gibt es noch den Mittleren Wegerich *(P. media)* mit etwas breiteren, helleren, zähen Blättern und rosa Blütenständen sowie auf verfestigten Böden den Breitwegerich *(P. major)* mit großen, gestielten, ovalen Blättern

Sehr wahrscheinlich wächst der Spitzwegerich im naturnahen Gartenrasen und kann dann medizinisch genutzt werden.

und langen, schmalen, grünen Blütenständen. Die wissenschaftlich orientierte Pflanzenheilkunde verwendet nur den Spitzwegerich.

Inhaltsstoffe, Wirkung, Verwendung
Spitzwegerich enthält die Glykoside Aucubin und Catapol. Dazu kommen Schleimstoffe, Gerbstoffe und Kieselsäure. Die Blätter können während der ganzen Vegetationszeit gesammelt und für Tee getrocknet werden. Aber noch empfehlenswerter ist die Anwendung von Saft oder Sirup.
Spitzwegerich gehört zu den bewährtesten Mitteln bei Erkältungskrankheiten. Zubereitungen aus Spitzwegerich leisten sowohl im akuten Stadium als auch bei chronischem Verlauf gute Dienste.

Seine Wirkung kann als reizlindernd, adstringierend und antibakteriell beschrieben werden.

Thymian

Botanische Informationen

Der Garten-Thymian *(Thymus vulgaris)*, Familie Lippenblütler (Lamiaceae), wird in zahlreichen Sorten und Duftvarianten für den Garten angeboten. Für Arzneizwecke sollten Sie den Echten Gartenthymian wählen.

Anbau im Garten

• Ausdauerndes, auch wintergrünes Halbsträuchlein
• Sonniger Platz im Steingarten oder am Beetrand
• Magerer Boden, eventuell mit Sand und feinem Kies mischen

• Kein Kalk, Pflanze nur dann sparsam düngen, wenn sie oft geschnitten wird
• Abgeblühte Blütenstände und vertrocknete Zweiglein im Spätsommer sorgfältig zurückschneiden

Ernte und Aufbereitung

Für medizinische Zwecke wird das blühende Kraut geerntet und getrocknet, wobei man die Triebspitzen bevorzugt. Als Gewürz werden die nicht blühenden Zweiglein genommen (siehe Literaturverzeichnis Seite 63).

Inhaltsstoffe, Wirkung, Verwendung

Die wichtigsten Wirkstoffe sind die ätherischen Öle Carvacrol und Thymol. Sie besitzen deutlich antibiotische Wirkung. Thymian ist bei krampfartigem Reizhusten besonders wirksam. Da von ihm keine unangenehmen Nebenwirkungen bekannt sind, kann er ziemlich hoch dosiert werden. Er wird in Form von Tee, in Teemischungen, als Tinktur oder als Saft verwendet.

Wermut

Botanische Informationen

Der Wermut *(Artemisia absinthium)*, Familie Korbblütler (Asteraceae), ist mit dem Beifuß und dem Estragon verwandt. Er ist das bitterste Mitglied der Gattung *Artemisia*. Seine Heimat ist das östliche Mittelmeergebiet. Im Mittelalter spielte er eine herausragende Rolle in der Medizin und wurde in den Kloster- und Burggärten gepflanzt.

Blühender Thymian kann geerntet, getrocknet und als Hustentee verwendet werden.

Ein sonniger, geschützter Platz gefällt dem Wermut besonders gut.

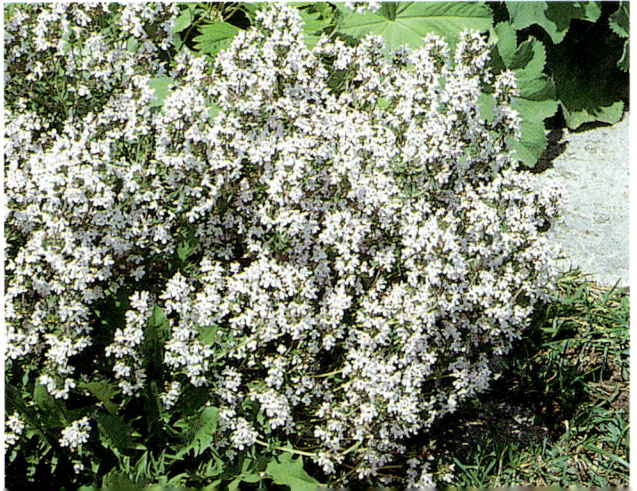

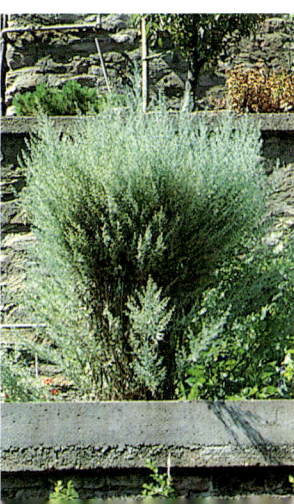

Anbau im Garten

• Ausdauernde, ausladende Staude, die ziemlich viel Platz braucht
• Volle Sonne
• Mit (Kalk-)Steinen gelockerter Boden
• Verträgt keine Staunässe

Inhaltsstoffe, Wirkung, Verwendung

Seine wichtigsten Inhaltsstoffe sind die Bitterstoffe, vor allem das Absinthin. Dazu kommen ätherische Öle, Flavonoide und Gerbstoffe. Nach Hildegard von Bingen hat Wermut eine recht umfassende Wirkung auf den Organismus, wie sie nur einem Mittel zukommen kann, das über den Weg des Immunsystems auf eine ganze Reihe von Organen gleichzeitig einwirkt. Sie rät zu einer Frühjahrskur mit „in Wein gesottenem Wermut". Von diesem Getränk soll man von Mai bis Oktober jeden dritten Tag vor dem Frühstück ein Gläschen zu sich nehmen.

Die moderne Pflanzenheilkunde empfiehlt Wermut in Form von Tee, Tinktur oder Saft, vor allem bei unruhiger Galle, mangelnder Magensaftbildung, Neigung zu Übelkeit, Völlegefühl mit Blähungen und Appetitlosigkeit. Man kann sich seine tonisierende (stärkende) Wirkung zunutze machen, indem man nach grippalen Infekten oder anderen Erkrankungen eine Teekur von zwei bis vier Wochen mit täglich zwei Tassen Wermuttee durchführt. Den sehr bitteren Geschmack von Wermut muss man akzeptieren. Zufügen von Zucker oder Honig verbessert den Geschmack nicht. Man kann versuchen, ihn durch Zumischen von Pfefferminze ein wenig zu übertönen.

Zitronenmelisse

Botanische Informationen

Die medizinisch verwendete Zitronenmelisse *(Melissa officinalis)* gehört zur Familie der Lippenblütler (Lamiaceae).

Anbau im Garten

• Ausdauernde Pflanze
• Warmer, sonniger oder halbschattiger Platz
• Humoser, tiefgründiger Boden
• Pflanzloch mit Kompost versorgen
• Pflanze zurückschneiden, wenn sie zu blühen beginnt
• Wenn die Zitronenmelisse häufig geerntet wird, sollte sie im Laufe des Sommers einige Male mit etwas Flüssigdünger nachgedüngt werden.

Inhaltsstoffe, Wirkung, Verwendung

Die Inhaltsstoffe der Zitronenmelisse sind zart und unaufdringlich. Von den ätherischen Ölen seien vor allem Citral und Citro-

Zitronenmelisse braucht einen warmen Platz mit nahrhaftem Boden. Wenn sie zu blühen beginnt wird sie zurückgeschnitten, damit sie neu austreibt.

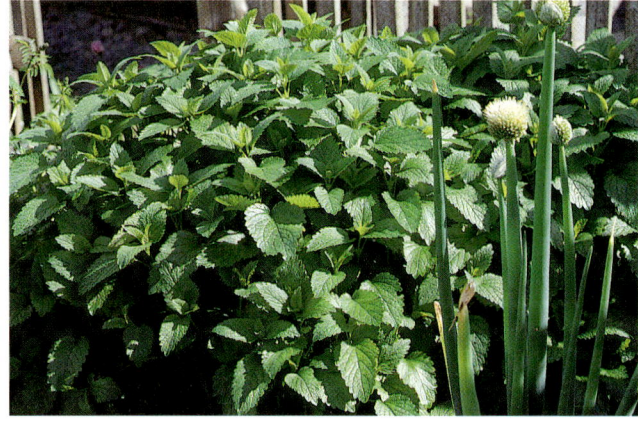

nellal genannt, die den typischen Duft erzeugen. Etwas Gerb- und Bitterstoffe sind Ursache für die gute Magenverträglichkeit.

Frisch werden die Blätter der Zitronenmelisse zum Würzen von Quark, Salat und Käse verwendet (siehe Literaturverzeichnis Seite 63).

Der Tee wird aus den getrockneten oder besser den frischen Blättern zubereitet. Er schmeckt sehr erfrischend und ist auch für Kinder gut geeignet. Wenn man keine überzogenen Erwartungen auf die Wirksamkeit der freundlichen Pflanze setzt, ist sie hilfreich bei nervösen Magen- und Herzbeschwerden, Unruhe und Schlaflosigkeit. Sie ist eine jener Pflanzen, durch die das hyperaktive Kind – früher Zappelphilipp genannt – einigermaßen beruhigt wird. Die Wirkung der milden Pflanze tritt in der Regel nicht sofort ein, sondern baut sich erst nach und nach auf. Deshalb ist kurmäßige Anwendung zu empfehlen (siehe Seite 15). Sehr bekannt und beliebt ist auch der Melissengeist, ein alkoholischer Auszug aus der Melisse. Wie alle alkoholischen Arzneien ist er für Kinder nicht geeignet.

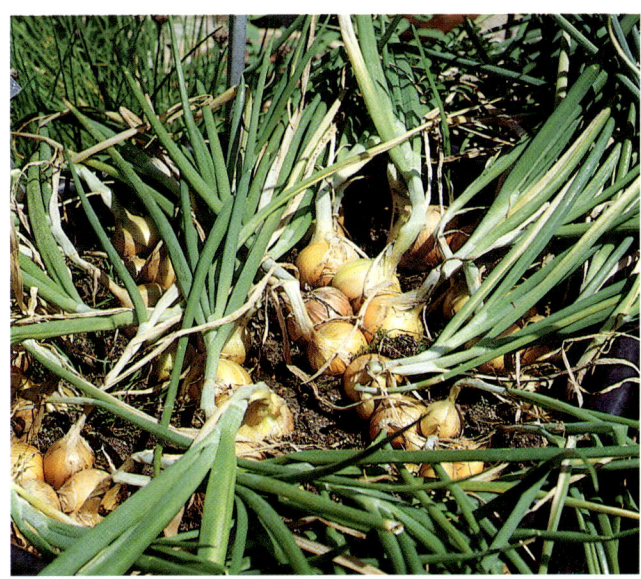

Zwiebeln gibt es in sehr vielen Sorten. Je schärfer sie ist, desto intensiver ist ihre Wirkung.

Zwiebel

Botanische Informationen, Wirkung, Verwendung

Die Küchenzwiebel *(Allium cepa)*, Familie Lauchgewächse (Alliaceae) ist in erster Linie eine Würzpflanze (siehe Literaturverzeichnis Seite 63). Nicht nur hierzulande ist man der Meinung, dass es kein besseres und auch gesünderes Gewürz gibt, was die Redensart „Zwiebel passt zu allem, außer zum Grießbrei" besagt. Die Zwiebel wird mit ihren zahlreichen erfahrungsmedizinisch belegten Heilwirkungen von der Schulmedizin leider etwas vernachlässigt. Die Volksmedizin empfiehlt Zubereitungen aus der Zwiebel in Form überlieferter Hausmittel: klein gehackt oder als frischer Presssaft bei Erkältungskrankheiten, der gemischt mit Honig oder Zucker vor allem bei Kindern gegen Husten (auch Keuchhusten) hilfreich ist.

Die Inhaltsstoffe Alliin und Allicin sowie schwefelhaltige Verbindungen wirken antibiotisch und wundheilend, fördern die Abgabe der Verdauungssäfte und steigern den Appetit.

Weitere Heilpflanzen in unseren Gärten

Außer den bisher beschriebenen Pflanzen gibt es in unseren Gärten eine ganze Reihe weiterer Arzneipflanzen. Manche von ihnen sind nicht zur Selbstmedikation geeignet, weil sie giftig sind, wie etwa der Fingerhut. Bei manchen können mit unseren haushaltsüblichen Methoden die Wirkstoffe nicht aufgeschlossen oder genau genug dosiert werden, wie etwa beim Sonnenhut. In solchen Fällen sollte man Fertigarzneien verwenden.

Akelei

(Aquilegia vulgaris), Fam. Hahnenfußgewächse (Ranunculaceae) → giftig

Die moderne Pflanzenheilkunde verwendet die Akelei nicht.

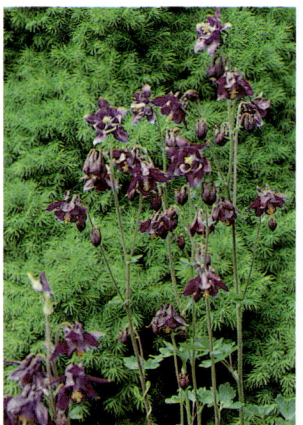

• Als Zierstaude im Garten gepflanzt
• In der „Hildegard-Medizin" (= Heilmittel nach Hildegard von Bingen) als Akelei-Honig oder Akelei-Wein bei fieberhaften Erkältungen

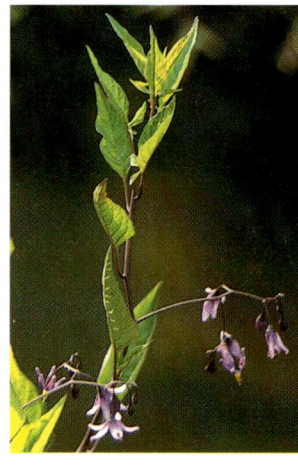

Bittersüßer Nachtschatten wird medizinisch bei Hautkrankheiten und Rheuma eingesetzt.

Bittersüßer Nachtschatten

(Solanum dulcamara), Nachtschattengewächse (Solanaceae) → giftig
• Wächst bisweilen am Gartenteich
• Wassertreibend und stoffwechselstimulierend, zur Behandlung von Ekzemen und anderen Hautkrankheiten sowie von Rheuma und Gicht

Christrose

(Helleborus niger), Fam. Hahnenfußgewächse (Ranunculaceae) → giftig
• Zierstaude
• Der Wurzelstock galt früher als „Elixier für langes Leben" und wurde in der bäuerlichen Volksmedizin noch bis in die 2. Hälfte des 20. Jahrhunderts in manchen Gegenden bei Mensch und Vieh angewendet. Lange Zeit Bestandteil von Schnupftabak, daher der Name Nießwurz

Eibe

(Taxus bacata), Fam. Eibengewächse (Taxaceae) → stark giftig
• Bisweilen im Garten gepflanzt oder geht von selbst auf, wenn Vögel die Beerenfrüchte verbreiten
• Aus Eibenrinde wird der Wirkstoff Taxol gewonnen, der bei bestimmten Krebsformen eingesetzt wird

Eisenhut

(Aconitum napellus), Fam. Hahnenfußgewächse (Ranunculaceae) → sehr stark giftig
• Zierpflanze
• Homöopathisch (meist D4), bei fieberhaften Erkältungskrankheiten, Ischias, Neuralgien

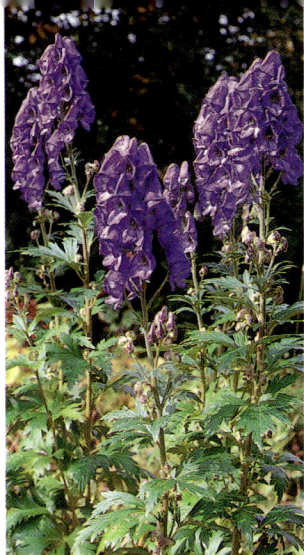

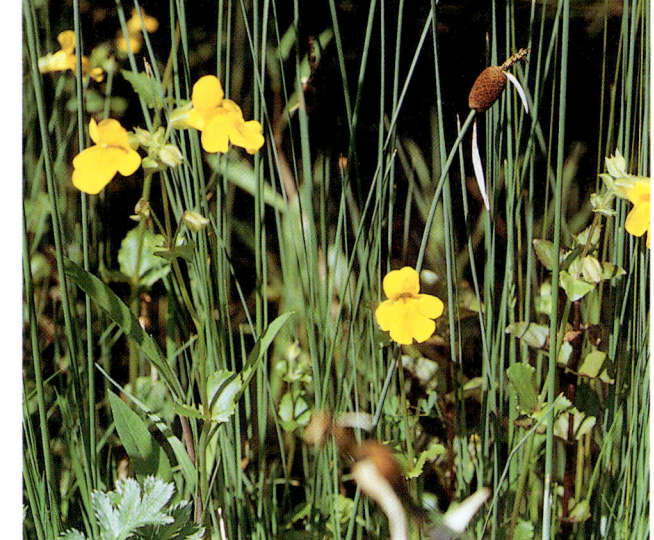

Eisenhut darf nur in homöopathischer Dosis verabreicht werden.

Die Gauklerblume ist eine der heute sehr beliebten Bachblüten.

Fingerhut, Roter, Wolliger

(Digitalis purpurea, D. lanata), Fam. Rachenblütler (Scrophulariaceae)
→ sehr stark giftig
• Zierpflanze
• Klassisches Herzmittel bei unregelmäßiger Herztätigkeit, Erhöhung der Pumpleistung

Der giftige Fingerhut ist in der „großen Herztherapie" unverzichtbar.

Gauklerblume

(Mimulus guttatus), Fam. Rachenblütler (Scrophulariaceae)
• Hübsche Pflanze für den Rand des Gartenteichs
• Aus ihr hergestellte Bachblütenessenz für Menschen mit konkreten Ängsten

Immergrün

(Vinca minor), Fam. Hundsgiftgewächse (Apocynaceae)
→ giftig
• Bodendecker für halbschattige, eher feuchte Stellen im Garten
• Zeitweise gegen Durchblutungsstörungen eingesetzt. Aus der nordamerikanischen Art Vinca rosea wird ein Mittel gegen bestimmte Krebserkrankungen hergestellt.

Iris, Schwertlilie

(Iris germanica, I. pallida), Fam. Schwertliliengewächse (Iridaceae) → giftig
• Zierpflanze
• Wurzelstock früher als schleimlösendes Hustenmittel verwendet. Zahnenden Kindern wurde ein Stück des Wurzelstocks als „Beißwurzel" um den Hals gehängt

Die Iris wird heute nur noch in homöopathischer Zubereitung verordnet.

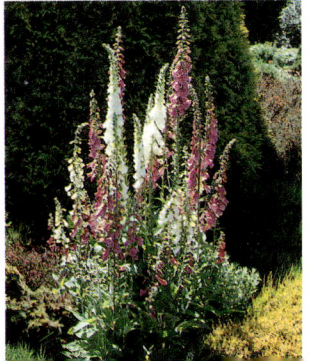

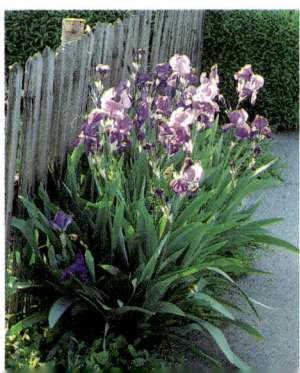

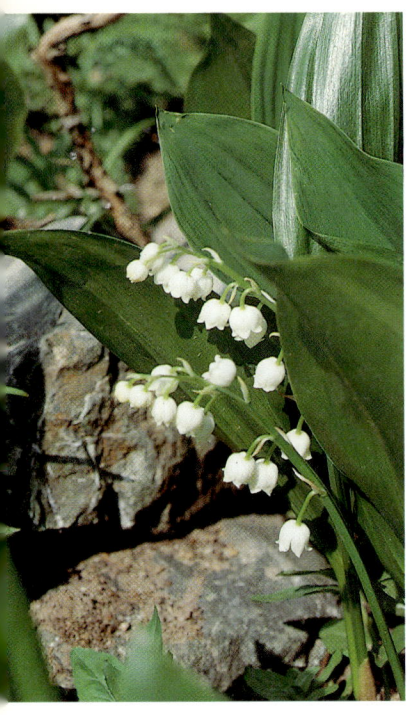

Beim Maiglöckchen wurde die gute Wirksamkeit als herzstärkende Arznei schon im Mittelalter erkannt.

Maiglöckchen

(*Convallaria majalis*), Fam. Liliengewächse (Liliaceae) → stark giftig
• Zierpflanze, wildwachsend in Laubwäldern
• Wichtiges Mittel zur Behandlung chronischer Herzschäden

Mariendistel

• Wild wachsend im Mittelmeergebiet an Straßenrändern und auf Ödlandflächen
• Medikamente aus den Früchten mit dem Hauptwirkstoff Silymarin sind hilfreich bei Leberentzündung, Fettleber und toxischen Leberschäden (siehe Abb. Seite 15)

Nachtkerze

(*Oenothera biennis*), Fam. Nachtkerzengewächse (Onagraceae)
• Sie wurde vor etwa 200 Jahren aus Amerika eingeschleppt, geht häufig von selbst im Garten auf
• Die Samen enthalten ein fettes Öl, das reichlich ungesättigte Fettsäuren enthält, vor allem Linolsäure und Gamma-Linolensäure
• Verschiedene Stoffwechselstörungen, z. B. Neurodermitis und Erkrankungen der Herzkranzgefäße sprechen oft gut auf Präparate mit Nachtkerzenöl an

Oleander

(*Nerium oleander*), Fam. Hundsgiftgewächse (Apocynaceae) → sehr stark giftig
• Kübelpflanze, nicht winterhart, so giftig, dass er in manchen Ländern „Horsekiller" (= Pferdemörder) genannt wird

Das Öl aus den Samen der Nachtkerze wird bei zahlreichen Erkrankungen empfohlen.

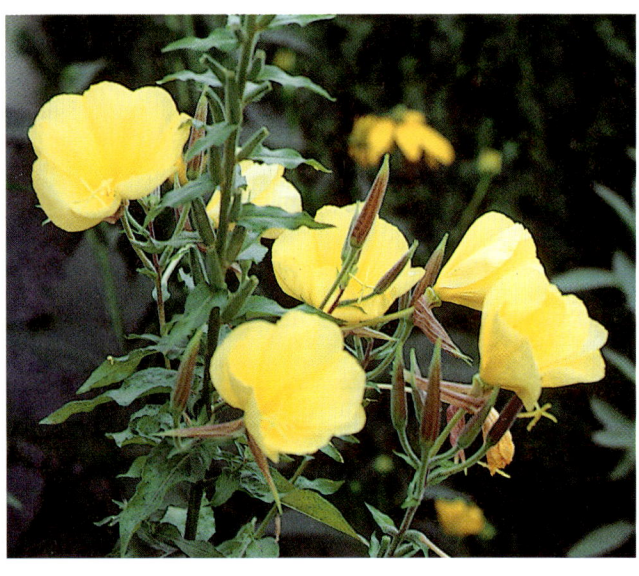

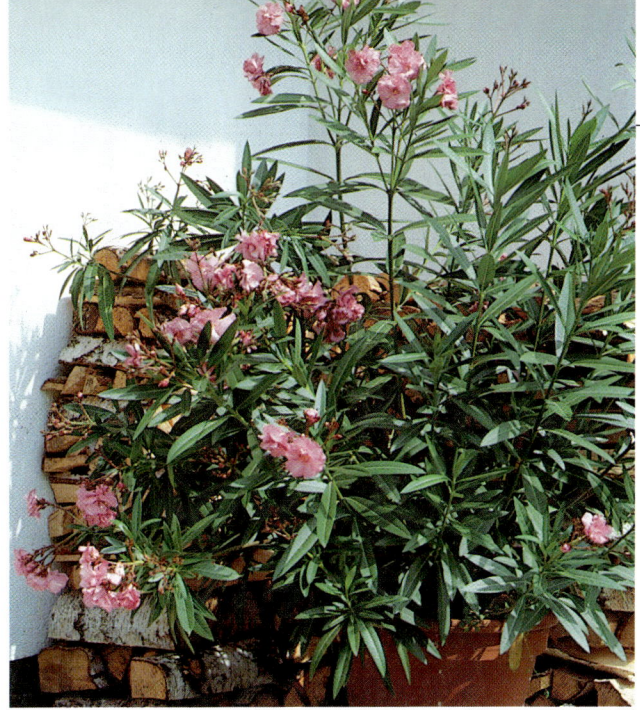

Oleander gehört zu den giftigsten Pflanzen in unseren Gärten, aber dennoch wird er medizinisch verwendet.

• Rizinusöl ist ein sehr sicher wirkendes, bewährtes Abführmittel, aber nicht zu längerem Gebrauch geeignet

Scharbockskraut

(Ranunculus ficaria), Fam. Hahnenfußgewächse (Ranunculaceae) → schwach giftig
• Wild wachsend unter Sträuchern
• Früher zur Behebung von Vitamin-C-Mangel (Skorbut) verwendet, enthält in den frischen Blättern giftige Scharfstoffe

Schöllkraut

(Chelidonium majus), Fam. Mohngewächse (Papaveraceae) → stark giftig
• Wild wachsend unter Sträuchern
• In der Volksmedizin Behandlung von Warzen mit dem gelben Milchsaft, in der chinesischen Heilkunde in-

• In manchen Kombinationspräparaten gegen Herzschwäche enthalten

Rainfarn

(Tanacetum vulgare), Fam. Korbblütler (Asteraceae) → giftig
• Wild wachsend an Wegrändern und sonstigen Ruderalflächen, die krausblättrige Form (T. vulgare var. crispum) ist eine traditionsreiche Bauerngartenpflanze
• Früher als Wurmmittel, zur Bekämpfung von Ungeziefer und als Abortivum verwendet

Rizinus

(Ricinus communis), Fam. Wolfsmilchgewächse (Euphorbiaceae) → vor allem die Samen stark giftig
• Für den Garten als einjährige, hohe, ausdrucksvolle Zierstaude geeignet

In einem Jahr kann der Rizinus bis zu 3 Meter hoch werden.

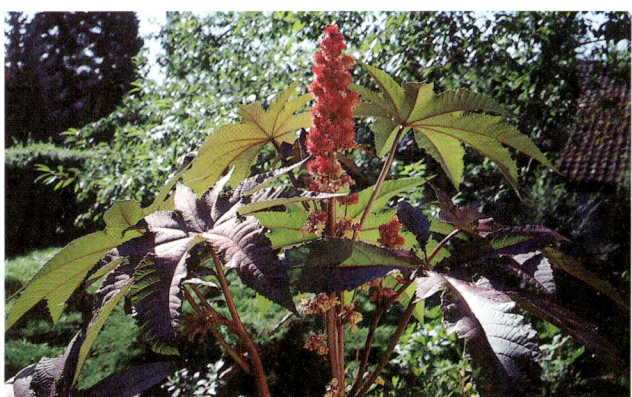

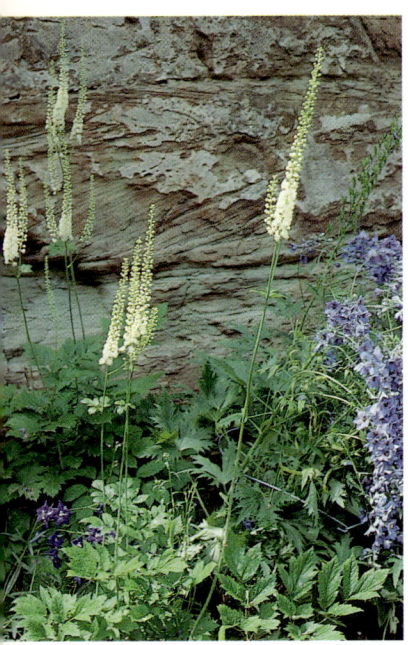

Bei Beschwerden der Wechsel-jahre sind Präparate aus der Silberkerze unbedingt einen Versuch wert.

Silberkerze

(Cimicifuga racemosa), Fam. Hahnenfußgewächse (Ranunculaceae) → giftig
• Ausdrucksvolle Zierstaude
• Aus dem Wurzelstock werden Medikamente gegen Beschwerden der Wechseljahre hergestellt

Roter Sonnenhut

(Echinacea purpurea), Fam. Korbblütler (Asteraceae)
• Attraktive Zierstaude
• Traditionsreiche Arznei-pflanze bei den Azteken und Inka

• Aus der Pflanze werden Medikamente zur Aktivierung des Immunsystems hergestellt

Schade, dass wir schon aufhören müssen, uns über die häufig sanften, aber oft auch recht drastischen Wirkungen der Heilpflanzen zu unterhalten. Erst in jüngster Zeit beginnen wir, aufgrund biochemischer und physiologischer Forschung zu verstehen, wie die Arzneien aus Pflanzen in unseren Organismus eingreifen. Wir dürfen auf weitere Forschungsergebnisse gespannt sein.

Der Rote Sonnenhut ist fast eine Modedroge, aber vor allem ein wichtiges Medikament zur Aktivierung des Immunsystems.

nerlich zur Behandlung von Lebererkrankungen

Seidelbast

(Daphne mezereum), Fam. Seidelbastgewächse (Thymeleaceae) → sehr stark giftig
• Zierstaude im Garten, wild wachsend an Laubwaldrändern
• Nur in homöopathischer Zubereitung, vor allem bei verschiedenen Hautkrankheiten

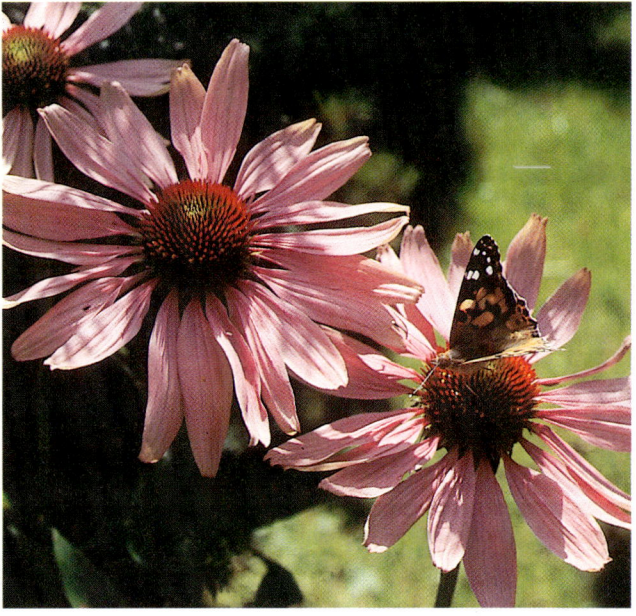

Anhang

Literatur

Hohenberger, Eleonore: „Gewürze und Küchenkräuter aus dem eigenen Garten", Augustus Verlag, Augsburg 1999

Hohenberger, Eleonore, „Pflanzenheilkunde – Alter Erfahrungsschatz, neue Erkenntnisse", Kneipp Verlag, Bad Wörishofen 1998

Pahlow, M.: „Das große Buch der Heilpflanzen", GU 1993

Wagner, H./Wiesenauer, M.: „Phytotherapie", Gustav-Fischer-Verlag 1995

Kneipp, Sebastian: „So sollt Ihr leben", Ehrenwirth, 1988

Bezugsquellen

Samen & Töpfe
Peter und Monika Klock
Postfach 520604
22596 Hamburg
Telefon: 040/8991698
Fax: 040/8901170
(nur Samen)

Kräuterzauber
Daniel Rühlemann
Auf dem Berg
27367 Horstadt
Telefon: 04288/928558
Fax: 04288/928559

Bioland Pflanzenkontor
Stedinger Weg 16 c
27801 Dötlingen
Telefon: 04432/918615
Fax: 04432/918616

Samen Schröder
Alt Vorst 16 a
41564 Kaarst
Telefon: 02131/666827
Fax: 02131/669558
(nur Samen)

Otzberg-Kräuter
Burghart Koch
Erich-Ollenhauer-Str. 87 a
66187 Wiesbaden
Tel./Fax: 0611/8120545

Blauetikett Bornträger
GmbH, Postfach 73
67591 Offstein
Telefon: 06243/905326
Fax: 06243/905328

Gärtnerei Richard
Wiedemann
Ditzenbacher Str. 22
73312 Geislingen-Aufhausen
Telefon: 07334/5582
Fax: 07334/3441

Küchengarten
Reinhold Krämer
Postfach 1511
73505 Schwäbisch Gmünd
Telefon: 07171/928712
Fax: 07171/928714

Tausendschön: Pflanzen für
den ländlichen Garten
Hauptstr. 9
74541 Vellberg-Großaltdorf
Telefon: 07907/8979
Fax: 07907/2386

Syringa Samen
Bernd Dittrich
Postfach 11 47
78245 Hitzingen
Telefon: 07739/1452
Fax: 07739/677

Staudengärtnerei Gräfin von
Zeppelin
79295 Sulzburg-Laufen
Telefon: 07634/69716
Fax: 07634/6599

Hof Berggarten GbR
Lindenweg 17,
79737 Herrischried
Telefon: 07764/239
Fax: 07764/215

Staudengärtnerei
Rolf Peine,
An der B 471,
82296 Schöngeising
Telefon: 09141/24044
Fax: 08141/34407

Die Blumenschule, Rainer
Engler & Sabine Friesch
Augsburger Str. 62
86956 Schongau
Telefon: 08861/7373
Fax: 08861/1272

Staudengärtnerei
Hermann Näpfel
Äußere Nürnberger Str. 99
91710 Gunzenhausen
Telefon: 09831/2070
Fax: 09831/50231

Arnbrucker Blumenlad'l
Raritätengärtnerei
Fam. Treml, Eckerstr. 32
93471 Arnbruck
Telefon: 09945/905100
Fax: 09945/805101

Register